Dʳ Louis MICHEL

de

l'Université de Paris

Contribution à l'Étude

des

Paralysies

de la

Chorée

PARIS

LIBRAIRIE MÉDICALE ET SCIENTIFIQUE

Jules ROUSSET

1, rue Casimir-Delavigne et 12 rue Monsieur-le-Prince

1904

Dr Louis **MICHEL**

de

l'Université de Paris

Contribution à l'Étude

des

Paralysies

de la

Chorée

PARIS

LIBRAIRIE MÉDICALE ET SCIENTIFIQUE

Jules **ROUSSET**

1, rue Casimir-Delavigne et 12 rue Monsieur-le-Prince

1904

A MES PARENTS

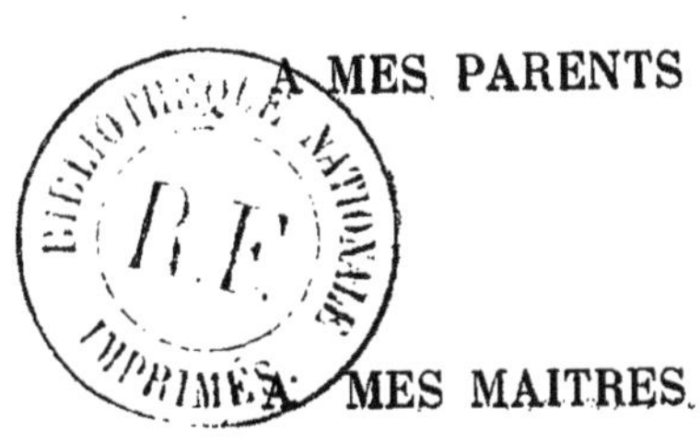

A MES MAITRES.

A MES AMIS

INTRODUCTION

Ebauchée par les auteurs anglais, West, Wilks, etc.,
l'étude de la chorée molle et des paralysies choréiques,
a surtout été faite, en France, par Ollive (1883) et Péri-
ssan (1891). Depuis cette époque, il n'a paru aucun travail d'ensemble sur le sujet, et l'article de Blocq dans le
Traité de Médecine Charcot-Bouchard paraît encore résumer avec lui nos idées et celles sur la question de la
chorée molle. Or, à y bien regarder, et si l'on examine
attentivement les observations récentes, il semble que les
idées classiques doivent subir quelques modifications.
Aussi avons-nous songé à prendre, pour sujet de notre
thèse inaugurale, la chorée molle et les paralysies de la
chorée.

Après un premier chapitre d'*historique*, où nous citons
la plupart des observations actuellement connues, nous
abordons *l'étude étiologique*, et nous nous efforçons de
préciser les causes qui président au développement des
troubles paralytiques dans la chorée. Dans le chapitre suivant, nous proposons de séparer plus encore que ne le font
les classiques la chorée molle des paralysies choréiques,
celles-ci n'étant qu'un incident, un épisode au cours de
la chorée, celle-ci dominant la scène morbide, et se carac-
térisant par l'intensité et la généralisation des troubles
paralytiques. Nous distinguons donc cliniquement :

1°) les paralysies limitées anté, pré et post-choréiques.

2°) les paralysies généralisées de la chorée, ou chorée

molle ; nous fixons les traits symptomatiques, l'évolution et la terminaison de ces deux grandes variétés (1). Nous étudions ensuite les principales affections avec lesquelles on peut les confondre et citons à ce sujet une observation recueillie, dans le service du Prof. Hutinel, par MM. Babonneix et Vitry. Dans cette observation, on pouvait se demander s'il ne s'agissait pas de chorée paralytique et amyotrophique et, seuls, l'état des réflexes, et les antécédents de la malade permirent de rattacher les accidents observés à leur véritable origine. Enfin, dans un dernier chapitre, nous passons en revue les diverses théories *pathogéniques* auxquelles ont donné lieu les paralysies de la chorée, et surtout leur assimilation à la paralysie bulbaire d'Erb, théorie récemment soutenue par Ferranini, et qui paraît contenir une certaine part de vérité.

Avant de terminer nos études nous voudrions exprimer nos vifs sentiments de reconnaissance à tous les maîtres qui nous ont guidé.

MM. les Dr Barth et Troisier nous initièrent à l'étude de la clinique médicale et leur enseignement restera pour nous un guide précieux ; qu'ils veuillent bien recevoir le témoignage de notre profonde gratitude. Nous adressons à MM. les P^rs Terrier et Pinard l'expression de notre reconnaissance pour la bienveillance qu'ils nous ont toujours témoignée.

Nous ne saurions trop remercier M. le Pr Hutinel dans le service duquel nous avons puisé les éléments de notre thèse, dont il nous a fait l'honneur d'accepter la présidence.

____

(1) Nous avons cru devoir résumer toutes les observations de paralysies limitées de la chorée. Nous avons cité *in extenso*, au contraire, un certain nombre de cas de chorée molle, choisis parmi les plus typiques.

HISTORIQUE

Entrevues par Stall et Pinel, les paralysies de la chorée
ont été, pour la première fois, signalées par Bouteille de
Manosque, pour lequel la chorée doit être plutôt considé-
rée comme une paralysie que comme une convulsion :
« Je fournirai des preuves dans mon ouvrage, écrit cet
« auteur, que cette maladie est une *espèce d'hémiplégie*
« car le côté lésé offre des chairs molles, flasques, et la
« plupart de ses fibres paraît dans un relâchement total.
« On s'assure que cette partie a perdu toute sa vigueur
« naturelle par la facilité avec laquelle elle se dessaisit
« des objets et par l'impossibilité dans laquelle se trou-
« vent les malades de prendre la main que vous leur pré-
« sentez. » (1)

Dans son *Traité clinique des paralysies*, Todd (1856) (2)
décrit pour la première fois l'hémiplégie choréique. « Je
» vous dirai maintenant, écrit-il, quelques mots de l'hé-
» miplégie qui est associée à la chorée. Dans une grande
» proportion des cas de chorée, ainsi que je vous l'ai
» souvent fait remarquer, les mouvements choréiques
» sont plus intenses d'un côté que de l'autre, et quel-
» quefois même, ils sont limités à un seul côté : l'en-

(1) *Traité de la chorée*, Paris, 1810.
(2) *Clinical lectures on paralysis*. London, 1856, p. 312, cité par Ollive.

» fant est atteint d'hémiplégie. Quand dans un pareil
» cas, les mouvements choréiques cessent, les malades
» restent paralysés des membres qui étaient avant le siège
» des convulsions choréiques. Ce phénomène ressemble
» sur beaucoup de points à une hémiplégie par lésion
» cérébrale ; il en diffère par les caractères qui suivent :

» 1°) Vous trouverez souvent la face non atteinte, ou
» si elle l'est, elle l'est peu.

» 2°) Il n'y a aucune paralysie de la langue, mais elle
» est plus ou moins portée en avant avec une incoordi-
» nation caractéristique ;

» 3°) Les jambes paralysées font percevoir, même à un
» très faible degré, les mouvements choréiques ».

Et après avoir cité plusieurs observations (O. 64, 65
et 66), Todd ajoute : « Il est inutile de multiplier les
» cas de ce genre. Ils se rencontrent journellement dans
» la pratique hospitalière sous une forme plus ou moins
» parfaite. Les cas que je vous ai rapportés peuvent être
» regardés comme des types parfaits de cette paralysie.
» Cette forme d'hémiplégie est sujette à être confondue
» avec celle que l'on rencontre quelquefois chez les enfants
» ayant des lésions tuberculeuses du cerveau, et d'autant
» mieux que cette dernière forme est très apte à com-
» mencer par des mouvements de projection des bras et
» de la jambe, ou des deux à la fois. Ces deux conditions
» sont à distinguer par l'absence, dans la forme tuber-
» culeuse, de symptômes bien nets de chorée et de mou-
» vements spéciaux de la langue, par l'existence en gé-
» néral de douleurs de tête et de la diathèse scrofuleuse,
» par plus ou moins de troubles constitutionnels : vomis-

» sements, fièvre, débililité générale, et quelquefois, par
» la présence de convulsions généralisées. »

Todd compare, au point de vue pathogénique, l'hémiplégie des choréiques à l'hémiplégie des épileptiques.
« La chorée étant dûe à un trouble de nutrition ou d'une
» partie du cerveau en connexion intime avec le centre
» de volition, la cause troublante peut agir exclusivement
» sur un côté du cerveau, ou elle peut plus sur l'un que
» sur l'autre. L'effet de ce trouble se manifeste d'abord
» par un état irritatif, créant les mouvements choréiques
» et passe tôt ou tard, à un état d'épuisement ou de pa
» ralysie... Les diverses parties du cerveau constituent
» le centre de volition ou celui de l'émotion, les corpus
» cules quadri-jumeaux ou la partie supérieure du méso
» céphale, devraient être examinés avec le plus grand
» soin, et il est à souhaiter que l'on précise la lésion
» spéciale de la partie opposée au côté atteint ».

Trousseau, dans ses leçons sur la chorée, s'occupe
assez longuement des paralysies dont il rapporte une
intéressante observation (1).

« Il est un phénomène également propre à cette espèce
de chorée : c'est la *paralysie*, accident qui ne manque à
peu près presque jamais. Cette paralysie occupe les
membres les plus affectés de mouvements choréiques ;
ainsi, le bras le plus agité de convulsions est celui dans
lequel la force musculaire est le plus diminuée. L'enfant se plaint souvent que ce bras est plus lourd que l'autre. La jambe la plus malade est aussi celle qui supporte

(1) *Cliniques de l'Hôtel-Dieu*, t. II, 1861. .

moins bien le poids du corps, et que le patient traîne le
plus en marchant. Cette coïncidence d'une agitation convulsive est d'autant plus inexplicable que la paralysie
est aussi mobile que l'affection choréique à laquelle elle
se lie. Ainsi, lorsque la chorée a primitivement frappé
plus spécialement un côté du corps et que, de ce côté,
la paralysie a été le plus prononcée, si les accidents convulsifs deviennent prédominants de l'autre côté, cet autre côté sera, à son tour, le plus paralysé.

Cette paralysie, qui disparaît d'ailleurs presque toujours, et se guérit en même temps que cesse et se guérit l'agitation convulsive, peut, en quelques cas, persister après la guérison de la chorée et être compliquée de
l'atrophie des muscles qui ont été le plus atteints, cons-
tituant alors une infirmité plus ou moins durable. Dans
quelques cas plus rares encore, les accidents paralytiques
(je ne parle pas seulement d'un affaiblissement de la
force musculaire, mais, de véritables paralysies) précèdent
les manifestations des phénomènes convulsifs ».

Gowers fait remarquer que, dans un cas ordinaire de
chorée, on reconnaît en général trois symptômes :

1°) Mouvements spontanés ;

2°) Incoordination des mouvements voulus ;

3°) Faiblesse musculaire.

De ces trois symptômes, l'on peut prédominer sur les
autres : « Dans la forme que je vais décrire, la faiblesse
» musculaire prédomine tellement sur les deux autres
» symptômes qu'elle donne un caractère spécial à la ma-
» ladie. Les spasmes musculaires de l'incoordination sont
» tellement affaiblis qu'ils semblent ne pas exister.

Dans quelques cas, l'on remarque dès le commencement que les objets s'échappent et tombent des mains, ce qui est bien caractéristique du manque de contrôle musculaire qui existe dans la chorée. Dans des cas rares, des spasmes cloniques légers se montrent d'abord dans le bras atteint et disparaissent ensuite. La perte de force peut être très grande et réelle, ou bien elle peut être bien moindre qu'on ne le croirait à voir l'inertie du membre.

Dans ces cas, il y a plutôt inaction que paralysie. La maladie n'atteint d'ordinaire qu'un seul bras, il n'y a pas de faiblesse hémiplégique ; pas de paralysie de la face, de la langue ou de la jambe. Les deux bras peuvent être atteints, mais l'un des deux est toujours plus faible que l'autre. Si l'on veille avec soin et longtemps, l'on ne manque pas, règle générale, de découvrir quelques petits mouvements choréiques de temps à autre, même dans le bras plus faible, mais souvent d'une façon plus tranchée dans l'autre bras, qui est moins faible, ou même fort. Quelquefois l'on constate aussi de légères contractions cloniques dans les jambes. La maladie peut disparaître sans que les mouvements choréiformes soient jamais plus tranchés que cela. Souvent, cependant, ces mouvements choréiformes se remontrent plus tard, et ils peuvent même devenir plus marqués au fur et à mesure que la force des bras augmente.

Toutes les fois qu'un enfant de cet âge est atteint d'une perte de force graduelle des bras et n'offre aucun signe de parésie du côté de la face, de la langue ou de la jambe, la maladie, dans mon opinion, est la chorée.

(1) *Congrès de l'assoc. méd. britannique*, 10 août 1880.

Si l'on soupçonne la nature du cas que l'on observe, on ne manquera pas à la fin de découvrir, dans le bras affaibli ou dans l'autre, le signe important des mouvements spasmodiqnes occasionnels.

La durée de ces paralysies choréiques est souvent fort longue ; et comme les mouvements choréiques peuvent aller en augmentant tandis que la faiblesse diminue, les personnes de l'entourage du malade croient souvent qu'il va plus mal au lieu de s'améliorer. Je n'ai jamais vu cette forme dégénérer en chorée générale grave.

Samuel Wilks consacre quelques lignes à la paralysie choréique : « La relation entre les mouvements irrégu-
» liers et la faiblesse musculaire est bien marquée dans
» le cas de chorée. Dans cette affection, il n'y a pas
» seulement le mouvement constant de la jambe, mais il
» est proportionnellement faible au point que, souvent,
» il arrive que le mouvement peut cesser tandis que la
» faiblesse persiste, et on a alors une *paralysie choréique*.
» Il importe d'en faire le diagnostic, parce qu'un enfant
» peut venir à vous pour la première fois avec un affai-
» blissement de la jambe et sans aucun symptôme de
» chorée, et, cependant cette maladie est la cause pre-
» mière de la paralysie, et c'est ce qu'il faut reconnaître
» pour la traiter. Non seulement c'est une jambe qui
» est atteinte, mais le corps tout entier : vous pouvez
» avoir assez fréquemment un cas difficile de chorée à
» traiter, où, dans le cours de deux ou trois semaines,

(1) *Lectures on disease of the nervous system*, p. **203**.

» tous les mouvements cessent, mais, à l'expiration de
» ce temps, l'enfant est incapable de se tenir debout ou
» même de sortir du lit. Toutefois, le .plus souvent,
» arrive une rapide guérison ».

En 1878 et 1879, paraissent les observations de Clifford Albult (1) Janevay (2) et Soutworth (3).

West (*Leçons cliniques*) est assurément l'un des auteurs qui ont le mieux étudié les chorées paralytiques : « La « violence des mouvements écrit-il, épuise nécessairement beaucoup la puissance musculaire, mais il y a des cas de chorée dans lesquels cet affaiblissement est de prime abord tout à fait hors de proportion avec l'intensité des mouvements choréiques. Nous donnons à ces sortes de chorées, à l'hôpital des Enfants, le nom de *chorée molle* (*limp. chorée*), très bonne désignation que » leur a appliquée un de nos chirurgiens, et qui les carac- » térise aussi bien que le terme scientifique de *chorée* » *paralytique* ». Et après avoir rapporté une observation de cette maladie, West ajoute : « Les cas comme celui-ci ne sont pas rares, le plus souvent moins graves, mais quelquefois plus encore ; et j'ai vu pendant quelques jours une perte des forces aussi complète que dans la paralysie diphtérique ; mais la force musculaire n'est jamais perdue d'une manière .permanente. bien que, quelquefois, elle soit très longue à se retrouver. Dans certains cas aussi, les mouvements involontaires ont été assez légers pour ne pas attirer l'attention des parents,

(1) *London med. Times and Gazette* 1845, vol. 1, p. 506.
(2) *Philad. med. Times*, 10 mai 1879.
(3) *Detroit Lancet*, 1879-1880.

et, l'affection étant partielle, on regarde comme paralysé l'enfant qui traîne une jambe ou qui se sert d'un bras d'une manière imparfaite et avec difficulté ; dans ce cas, son état cause une anxiété considérable et sans motifs. »

En 1882, Rockwell (1) signale un cas de chorée rhumatismale précédée de phénomènes paralytiques. L'année d'après, paraît la remarquable thèse d'Ollive (2). Basé sur un grand nombre d'observations, dont quelques unes personnelles, ce travail constitue encore la meilleure monographie que l'on ait écrite sur la chorée molle, et il est justement classique.

En 1884, dans les *Cliniques des Enfants-Malades*, Bouchut rapporte un cas de chorée monoplégique guérie par suggestion.

En 1886, paraissent les travaux d'Hedden, Lannois et Escherich. Hedden (3) rapporte un certain nombre de ces cas de chorée remarquables par des particularités assez insolites. Trois d'entre eux présentèrent dans le cours de l'affection, une perte complète de l'articulation des mots et une sorte d'aphasie par glossoplégie ; dans les trois, les mouvements choréiques étaient beaucoup plus prononcés à droite qu'à gauche ; dans l'un d'eux la chorée se compliquait de paralysie du bras droit. Lannois range la chorée molle (4) parmi les pseudo-chorées, la définit, avec West, celle où l'affaiblissement musculaire est, de prime abord, tout-à-fait hors de pro-

(1) *N. York med. J.* Août 1882.
(2) *Th. Paris*, 1883.
(3) *Brain*, p. 250, juillet 1886, anal. in *Revue de Hayem*, t. xxv, p. 201.
(4) *Nosographie des chorées*. Th. agrég. Paris 1886, p. 118.

portion avec les mouvements choréiques, et en décrit les symptômes et l'évolution cliniques.

Esch‌ᵉrich décrit longuement les troubles des nerfs trophiques dans la chorée (1).

L'année suivante, Eichlout publie un cas d'atrophie musculaire dans la chorée (2). Charcot, dans ses *Leçons du Mardi*, revient plusieurs fois sur la chorée molle dont il rapporte un certain nombre d'observations nouvelles.

En 1888, nous signalerons surtout l'observation de Cadet de Gassicourt (3) et le mémoire de Bouchard (4). Bouchard publie deux intéressantes observations de chorée paralytique : dans la première, il s'agit d'une petite fille de 3 ans 1/2 qui, au cours d'une chorée rhumatismale fit une paraplégie très nette ; cette paraplégie qui avait débuté brusquement dans la nuit ne s'accompagnait d'aucun trouble de la sensibilité : elle guérit lentement par les toniques et les massages. La seconde concerne une fillette de dix ans, atteinte de chorée depuis un mois environ : la chorée était à peu près complètement disparue lorsqu'on s'aperçut que la malade était paralysée des membres inférieurs. Les réflexes étaient exagérés ; il n'y avait aucun trouble de la sensibilité. La guérison survint au bout de deux mois.

L'année 1889 est une de celles où l'étude de la chorée paralytique a suscité le plus de travaux : c'est en effet

(1) Troubles des nerfs trophiques dans la chorée. *Mitteilh and der. med. Klinik. in Würzbourg*, t. II, 1886.

(2) *Handbuch der spezielle Pathologie und Therapie*. 3ᵉ vol., 1887, p. 477.

(3) De la chorée paralytique. *Journ. de Méd. de Paris*, 1888.

(4) *Revue des Mal. de l'Enf.* déc. 1888 et janv. 1889.

cette année que paraissent les cas de M. Cadet de Gassicourt, les *Leçons cliniques* d'Ollivier, la *Revue générale*
de Rondot, l'observation de MM. Souza-Leite et Cherbulier.

Cadet de Gassicourt rapporte un fait d'hémiparésie au
cours de la chorée, et ajoute : « J'attire votre attention
» sur cette parésie : elle n'est pas rare dans le cours de
» la chorée, et elle persiste plus souvent même qu'on ne
» l'a dit alors que toute incoordination des mouvements
» a disparu... Mais, si l'affaiblissement musculaire est
» fréquent dans la chorée, et même après sa disparition
» je n'ai jamais observé une paralysie incurable succé-
» dant à la chorée... J'ai toujours vu, après un temps
» plus ou moins long, qui ne m'a jamais paru dépasser
» six semaines à deux mois, la parésie disparaître com-
» plètement, même quand il s'agissait d'une seconde ou
» d'une troisième récidive de chorée ».

Ollivier relate dans ses *Leçons cliniques* quatre cas de
paralysie dans la chorée (2) et se demande si l'on doit
attacher à la paralysie « la même importance que certains auteurs anglais, la déclarer suffisante pour consti-
» tuer à elle seule une variante clinique. Il me semble
» que les faits sont encore bien rares pour qu'on réserve
» dans nos traités classiques un paragraphe à la chorée
» paralytique dans le chapitre de la chorée convulsive...
» Je n'aime pas beaucoup qu'on parle de chorée molle :
» on semblerait l'opposer à une forme de chorée rigide
» avec contractures toniques: je n'ai jamais vu celle-

(1) *Traité cliniq. des mal. de l'enf.*, t. II, p. 236.
(2) *Leçons cliniques sur les maladies des enfants*, p. 127, Paris, 1889.

« ci et je ne crois pas qu'elle existe ». Et Ollivier rappelle que les paralysies de la chorée ont été attribuées à la fatigue musculaire, hypothèse qui ne satisfait que médiocrement l'esprit.

La même année, Rondot fait paraître dans la *Gazette hebdomadaire des sciences médicales de Bordeaux* un exposé de la question et ajoute aux observations déjà connues quatre nouvelles, recueillies dans son service de clinique médicale à l'hôpital des Enfants. De ces quatre observations, l'une concerne le cas de paralysie compliquée d'atrophie musculaire, et permet à M. Rondot, de discuter la pathogénie des amyotrophies dans la chorée et d'adopter finalement, la théorie articulaire de ces amyotrophies.

Enfin MM. Souza-Leite et Cherbulier publient (1) deux cas de paraplégie choréique. Dans le premier, il s'agit « d'un fait de paraplégie des membres pelviens survenue » chez une jeune fille atteinte, depuis quelques semaines » de chorée de Sydenham ; cette paraplégie ne s'est pas » constituée d'emblée, mais en deux semaines environ, » et une fois établie, elle alterne un peu avec les désor- » dres hystériques ».

Quant au second cas, en voici le résumé : « jeune fille rhumatisante qui a fait, au commencement de 1884, une » pleurésie double et qui est prise, dans la convalescence » de celle-ci, de la maladie de Sydenham. Affaiblisse- » ment prononcé des membres inférieurs, grande diffi- » culté de se tenir debout, et quelquefois chute ». Après

(1) *Progrès Médical*, 11 mai 1899.

ce violent accès de pleurésie, l'état général s'était amé-
lioré « quand survient une paraplégie des membres pel-
» viens presque pure : disparition complète de cette para-
» plégie au bout d'une trentaine de jours ». Ces deux
cas de paraplégie survenue brusquement chez des jeunes
filles nerveuses, accompagnée de troubles sensitifs et
sensoriels, ressortissent vraisemblablement à l'hystérie.

Même abondance de documents en 1890. M. P. Blocq
consacre un important travail à l'étude de la chorée molle,
qu'il considère comme beaucoup plus fréquente qu'on ne
le croit habituellement. Après avoir rappelé, à l'historique, les noms de Trousseau, Todd, Wilks, West, Gowers, Ollive, Charcot, Rondot, il distingue comme nous le
verrons plus loin, les paralysies chez les choréiques et
des cas où la paralysie domine véritablement la scène
et propose, pour ces derniers, le nom de chorée molle.
La chorée molle s'observe surtout chez l'enfant, s'installe
toujours sous le nom de réaction fébrile ne s'accompagne en aucun cas de troubles des sphincters : elle se
caractérise par une paralysie flaccide portant soit sur les
quatre membres, soit sur deux d'entre eux, soit sur un
seul. Le diagnostic doit être fait avec la méningite tuberculeuse, la paralysie infantile, la paralysie du mal de
Pott, les paralysies toxiques, fébriles et hystériques. (1)
M. Rondot revient sur l'étude des amyotrophies dans la
chorée (2) ; M. Simon publie un cas de chorée molle
remarquable surtout par son évolution chronique et sa

(1) De la chorée molle. *Gaz.Hebd.* n° 1. 1890.
(2) Des amyotrophies dans les paralysies de la chorée. *Gaz.Hebd. des
sc. méd. de Bordeaux*, 1890.

longue durée (1) ; M. Raymond signale un cas de chorée molle avec amyotrophie (2) ; M. Asby un cas de chorée sévère avec paralysie.

L'important travail de M. Périsson (3) est intitulé : *Des paralysies et des amyotrophies dans la chorée de Sydenham*. Dans cette monographie, l'auteur étudie successivement les paralysies précédant la chorée, celles qui lui sont concomitantes et celles qui la suivent. Il passe en revue les différentes affections avec lesquelles on peut les confondre : hystérie, lésions cérébrales, intoxications médicamenteuses, et fixe les principales indications thérapeutiques qu'elles comportent.

En 1893, Massalongo publie une observation de chorée molle et esquisse à ce sujet une intéressante théorie pathogénique de la chorée. « Le siège des tremblements » choréiques est dans les centres moteurs de l'encéphale » et de la moelle, troublés dans leur fonctionnement, dans » leur équilibre moléculaire, et dans leur nutrition... Il » n'est pas douteux que la cause étiologique la plus com- » mune et la plus probable de la chorée vulgaire se » trouve dans le cours d'une maladie infectieuse ». Suivant la nature des produits solubles secrétés par les différents microbes, suivant leur mode d'action et leur siège, on aura la chorée diffuse, la chorée de courte durée, passagère ou prolongée. « C'est également de la » nature et du degré d'intensité des éléments centraux » que dépendent l'amyosthénie et l'apparition de la chorée

(1) *Revue méd de l'Est*. 1890, p. 743.
(2) *Société méd. des Hôp*. 1890.
(3) *Th. Bordeaux*, 1890.

» molle... Les désordres, l'irritation et l'exagération de
» l'activité fonctionnelle des centres moteurs centraux
» sont la cause des tremblements choréiques, la suspen-
» sion de cette activité est celle de la paralysie, de la
» chorée molle » (1).

Dans le cours des années suivantes, peu de travaux
ont été consacrés à l'étude des paralysies dans la chorée.
Gumpert (2) publie un cas de chorée paralytique ; l'année
d'après, Albarel (3) rapporte l'observation d'une malade
atteinte de chorée avec hémiplégie gauche et monoplégie
brachiale de droite. Oddo (4), un cas de parésie choréique.
En 1898, Porte signale un cas de paralysie hystérique au
cours de la chorée (5).

En 1899, nous signalerons surtout les observations de
Chepowalnikar et de Fauvel et le travail de Londe. La
première (6) concerne une petite fille de 9 ans, qui présente, outre les symptômes habituels à la chorée molle
une paralysie du voile et une aphasie complète ayant
duré deux jours. Les secondes ont trait, l'une à une
enfant de onze ans, atteinte d'asthénie très marquée des
membres supérieurs, l'autre (7) à un enfant de neuf ans
atteinte d'hémi-chorée gauche, et qui présente, huit jours
après le début des accidents, une véritable faiblesse du
bras gauche. L'affection ne guérit qu'après plusieurs

(1) *Revue Neurol.*, 1893.
(2) *Berl. Klinik. Wochenschr.*, 3 août 1896.
(3) *Journ. de clin. et de thérap. int.*, n° 41, 1897.
(4) *Marseille médical*, 30 avril 1897.
(5) *Dauphiné médical*, mars 1898.
(6) *Vratch* 1899, p. 118.
(7) *Journ. des sc. méd. de Lille*, 22ᵉ année n° 9, p. 202, 4 mars 1898.

mois de traitement. Londe (1) rapproche les parésies de
la chorée de celles que l'on observe au cou du goître
exophtalmique et attribue les unes comme les autres à
une perturbation cérébelleuse. Lucciani a en effet montré
que la destruction totale du cervelet amène non seulement de l'ataxie généralisée, mais encore de l'asthénie
et de l'ataxie musculaire ; d'autre part, les hémorrha-
gies des hémisphères cérébelleux donnent lieu à des
hémiparésies s'accompagnant d'une asthénie plus ou
moins accentuée de l'autre côté du corps.

Au cours de ces dernières années, il n'a paru aucun
travail d'ensemble sur les paralysies de la chorée.

Seules, quelques observations cliniques attirent l'attention sur elle. Jolly rapporte un cas de paralysie du
péronier consécutive à une chorée (2), Leidey, un cas de
chorée avec paralysie partielle consécutive à une
rhinite (3) ; Raviart et Caudran, un cas de monoplégie
brachiale au conrs de la chorée (4) ; enfin, en 1903,
Ferranini publie une observation de chorée molle avec
myasthénie pseudo-paralytique (5), E. Huber signale (6)
le cas d'une petite fille de huit ans, atteinte de chorée
qui semblait en voie d'amélioration, lorsque subitement
survint une monoplégie brachiale gauche. Cette monoplégie disparut en quinze jours sous l'influence des
massages et des toniques.

(1) *Bullet. Soc. méd. des Hôp.* 19 oct. 1898.
(2) *Charité-Annales*, t. xxv, 1900.
(3) *Améric. médic.*, 26 oct. 1901.
(4) *Echo Méd. du Nord*, 1902, p. 474.
(5) *Riforma Medica*, 1ᵉʳ juillet 1903, p. 703.
(6) *Arch. of. Pediatris*, avril 1903.

Michel   2

* *
*

Il n'y a guère que les classiques les plus récents qui s'occupent des phénomènes paralytiques au cours de la chorée. Rilliet et Barthez, Rienneyer, Jaccoud, Grisolle, Hammond, ne font aucune allusion à la chorée molle ; Rosenthal cite un cas de paralysie passagère au cours de la chorée ; Bouchut écrit : « Chez quelques enfants, on « constate avec la chorée des paralysies musculaires ». Pour d'Espine et Picot, la maladie se complique dans quelques cas de phénomènes paralytiques incomplets et passagers qui affectent le membre le plus fortement atteint par la chorée. Ces phénomènes paralytiques, qui peuvent avoir une durée assez longue, finissent presque toujours par guérir (1).

Axenfeld et Huchard mentionnent en ces termes la paralysie des choréiques : « A ce désordre des mouve- » ments s'ajoute presque toujours un certain affaiblis- » sement de la motilité dans le bras et la jambe d'un » côté du corps, une sorte d'hémiplégie incomplète... » Dans la grande majorité des cas, c'est le côté gauche » qui est le siège de cette demi-paralysie. Il arrive quel- » quefois que l'affaiblissement musculaire est hors de » proportion et contraste singulièrement avec l'intensité » des convulsions choréiques. West a, à ces chorées, » donné le nom de *limp chorea*, ou chorée molle ».

Dans son article du *Manuel de Médecine* (2), M. Huet

(1) *Traité pratique des mal. de l'enf.*, 6ᵉ éd., p. 558.
(2) T. LV, p. 427.

écrit : « On peut voir, dans le cours de la chorée, les
» gesticulations cesser et faire place à un affaiblissement
» parésique plus ou moins prononcé et plus ou moins
» étendu : *chorée molle ou paralytique*. Ces parésies sont
» quelquefois limitées à un seul membre ou à un côté du
» corps, mais, plus souvent, elles se présentent sous la
» forme paraplégique et occupent à la fois les deux
» membres supérieurs et les deux membres inférieurs ;
» quelquefois, elles s'étendent au corps tout entier. Le
» plus souvent, cependant, de petits mouvements invo-
» lontaires peu étendus persistent aux extrémités des
» membres et à la face, et permettent de reconnaître la
» chorée masquée par l'état paralytique. Les réflexes
» rotuliens sont, dans ces cas, généralement abolis.
» Après quelques semaines, les parésies disparaissent
» peu à peu et la guérison s'établit, soit directement,
» soit après le retour passager des mouvements cho-
» réiques ».

La même année, M. P. Blocq revient à nouveau sur le
même sujet (1) et distingue soigneusement les paralysies
dans la chorée et la chorée molle. Dans le premier cas, il
s'agit d'une parésie plus ou moins prononcée, que l'on
observe à peu près dans tous les choréiques ; dans le
second, « la paralysie domine véritablement la scène :
» alors l'impuissance motrice est intense, tout à fait
» complète, et son rôle devient d'autant plus prépon-
» dérant que les convulsions ne sont plus ou sont à
» peine manifestes. C'est à ces faits que le nom plus
» expressif de chorée molle semble le mieux convenir ».

(1) *Traité de Médecine*, t. VL.

Après avoir retracé en quelques lignes l'historique de la chorée, M. Blocq en indique la fréquence dans le jeune âge et souligne le rôle que jouent peut-être dans sa pathogénie les infections et les intoxications. Cliniquement, la chorée molle s'annonce par des altérations des facultés intellectuelles ; des troubles moteurs d'abord légers, arrivent bientôt à réaliser le type de la paralysie la plus complète, paralysie à type flasque, pouvant, suivant les cas, frapper un membre, un côté du corps ou les quatre membres. L'échéance de troubles sensitifs et trophiques est la règle, la guérison survient habituellement au bout de trois semaines à deux mois.

S'agit-il de paralysies chez les choréiques, celles-ci » sont caractérisées parce qu'elles précèdent, accompa- » gnent ou suivent l'incoordination motrice, et de plus » parce qu'elles affectent rarement une intensité compa- » rable à celle de la forme précédente. » L'affaiblisse- ment musculaire n'est pas absolu, et, le plus souvent, quelques légers mouvements persistent dans le membre paralysé. Ces paralysies durent peu, et guérissent que l'incoordination reparaisse ou non.

M. Blocq consacre enfin quelques lignes aux amyotro- phies, et montre qu'elles sont presque toujours liées à des arthropathies très douloureuses, caractérisées par l'abolition des réflexes tendineux, ces amyotrophies peu- vent donc (Rondot), être presque toujours rattachées à une origine articulaire.

M. Leroux distingue également parmi les *chorées pa- ralytiques*, les chorées molles et les paralysies dans la chorée. L'effacement complet de l'incoordination motrice, la flaccidité absolue des membres paralysés, l'intégrité de la sensibilité, l'évolution naturelle vers la guérison caractérisent la chorée molle ; quant aux paralysies de ces choréiques, elles précèdent, accompagnent ou suivent les mouvements choréiques, se localisent à un côté du corps, ou plus souvent encore à un membre ; les réflexes sont abolis, la sensibilité et les réactions électriques normales. Enfin, M. Leroux dit quelques mots des amyotrophies, rares et mal connues, mais qui paraissent, dans la plupart des cas, disparaître complètement au bout d'un temps variable.

ETIOLOGIE

Nous ignorons complètement les causes pour lesquelles la chorée revêt, dans certains cas, la force paralytique. Voici les seuls renseignements fournis par le dépouillement des observations.

C'est généralement dans le jeune âge que survient la chorée paralytique. Les statistiques indiquent en effet que, si cette affection peut s'observer de 2 à 18 ans, elle est beaucoup plus fréquente avant six ou sept ans qu'après. On connaît un certain nombre de cas de chorée paralytique développés dans les premières années de la vie ; comme le montre le tableau suivant, embrassant une soixantaine de cas :

2 ans (Dauchez, Ollive).

3 ans (Rondot, Bouchard).

4 ans (C. de Gassicourt, Simon).

5 ans (Charcot, Périsson, Todd, Ollivier).

6 ans (Rondot, 2 cas ; Ollivier).

7 ans (Gowers, Renaut, West, C. de Gassicourt ; Ollivier, Jacob).

8 ans (Rockwell, Hubert, West, Ollivier, Gumpert, Ferranini).

9 ans (Gowers 2 cas ; Gaucher, Périsson, Todd, Fauvel, Ashby, Leidey, Gye, Clapowslnikow ; Ferranini).

10 ans (Périsson, Bouchard).

11 ans (Fauvel, Gaucher, Albarel).

12 ans (Charcot).

13 ans (Gowers, Rondot).

14 ans (Gowers, Cl. Albult, Ravart et Caudron, Dau-chez).

15 ans (Charcot).

16 ans (Massalongo, Charcot).

17 ans (Raymond).

D'après ce tableau, il est facile de voir que si la chorée paralytique paraît surtout fréquente entre 7 et 10 ans elle n'est pas exceptionnelle à deux, trois et quatre ans. Aussi Gumpert a-t-il pu dire qu'elle était beaucoup plus précoce que la chorée vulgaire.

Les statistiques montrent encore un détail, déjà indiqué par Périsson : c'est la prédilection de la chorée molle pour le *sexe féminin* : nous comptons dans les cas que nous avons réunis, 40 cas chez les filles et seulement 14 chez les garçons. La proportion de 2/3 de chorée chez les filles, notée par Périsson, est donc à peu près exacte.

On a remarqué encore que la chorée paralytique semblait *plus fréquente en Amérique et en Angleterre qu'en France* : en effet, la plupart des cas que nous relatons plus loin sont des cas étrangers ; ce sont les auteurs anglais, West, Todd, Wilk qui, les premiers, ont décrit la chorée molle.

Parmi les *causes prédisposantes* nous pouvons relever dans les antécédents des malades, tantôt une infection aiguë extérieure, scarlatine, rougeole, coqueluche, et

surtout rhumatisme, tantôt une émotion vive. La rougeole est notée par Rondot, Périsson, Albarel, West, la
scarlatine par West, la coqueluche par Ollive, le rhumatisme est signalé dans les observations de Rockwell,
Rondot, Gowers, Rasiart et Caudron, Raymond, Ashby,
Bouchaud, Daudez, Ollivier, Gumpert ; d'autres fois, les
malades sont d'anciens choréiques (Gaucher, Ollivier,
Gumpert, Charcot) et même, ils ont pu dans certains cas
présenter déjà des troubles paralytiques des membres au
cours de leurs attaques antérieures de chorée (Gumpert
Ollivier). La chorée qui précède, accompagne ou suit les
phénomènes paralytiques est fréquemment, mais non toujours, une chorée intense compliquée d'endocardite ou de
péricardite. Dans quelques observations on note l'existence de rhumatisme, de chorée, d'affections nerveuses
chez les parents ou chez les collatéraux des malades.

Nous avons dit aussi que la chorée paralytique peut
succéder à une émotion, à un choc moral. Le cas le plus
typique en est fourni par une observation de West (obs.
LVI)où les troubles moteurs apparurent à la suite d'une
frayeur soudaine. Gye rapporte un fait analogue.

Là se bornent nos connaissances sur l'étiologie de la
chorée molle : « Nous avons recherché, écrit P. Blocq
» dans son remarquable article du Traité Charcot-Bou-
» chard, s'il n'existait pas quelques présomptions étiologi-
» ques à l'aide desquelles il serait permis de prévoir, soit
» l'invasion de la chorée molle, soit l'immixtion de la
» paralysie dans le tableau de la chorée vulgaire. La lec-
» ture des observations est peu concluante à ce sujet, et
» les seules particularités communes que nous révè-

» lent les relations qui en ont été publiées sont les
» suivantes. L'occasion provocatrice du développement
» de l'affection est spécialement représentée par une
» maladie infectieuse : rougeole, fièvre herpétique, pneu-
» monie, scarlatine. D'autre part, le jeune âge paraît
» constituer une réelle prédisposition. Ce n'est que de 2
» à 14 ans, et surtout de 6 à 7 ans que la chorée molle
» a été signalée. »

Quant au mode d'action des causes que nous venons
de signaler, c'est-à-dire à la pathogénie, nous l'étudions,
avec l'anatomie pathologique, dans un chapitre ultérieur.

SYMPTOMATOLOGIE

Ollive et Périsson distinguent, au point de vue clinique, trois variétés de paralysie :

1° *Les paralysies précédant la chorée ou préchoréiques ou chorées molles* ;

2° *Les paralysies accompagnant la chorée ou interchoréiques* ;

3° *Les paralysies suivant la chorée ou postchoréiques.*

A cette intéressante classification, nous ne ferons qu'une objection. Ce qui caractérise la chorée molle, c'est moins sa date d'apparition que l'intensité de ses troubles moteurs. Qu'elle précède la chorée, qu'elle l'accompagne ou qu'elle la suive, elle est spécifiée, avant tout, par ce fait que les phénomènes de paralysie y sont plus accusés que les troubles d'incoordination. C'est aux cas de chorée « dans lesquels l'affaiblissement est tout à fait hors de proportion avec l'intensité des mouvements choréiques », que West donne le nom de chorée molle ; M. Blocq admet de même que, dans la chorée molle « la paralysie domine véritablement la scène » ; M. Leroux émet une opinion analogue. Nous pensons donc qu'il convient de distinguer définitivement la chorée molle des paralysies préchoréiques. La chorée molle peut aussi bien accompagner

ou suivre la chorée que la précéder ; les seuls symptômes qui la caractérisent sont l'étendue et l'intensité des
troubles paralytiques.

Aussi étudierons-nous :

1º *Les paralysies préchoréiques ;*
2º *Les paralysies interchoréiques ;*
3º *Les paralysies postchoréiques ;*
4º *La chorée molle.*

§ I. — Paralysies préchoréiques

Nous essaierons de tracer l'histoire de cette variété
des paralysies en étudiant les dix observations suivantes.

OBSERVATIONS

OBSERVATION I

(Charcot, in th. d'Ollive).

Petite fille de 5 ans atteinte d'hémiparésie des membres inférieur et supérieur droits avec participation de la face. Quelques mouvements choréiformes dans le membre supérieur droit. Début progressif par des céphalées.

OBSERVATION II

(Rockwell).

Petit garçon de huit ans, qui, en février 1881, fit une attaque de rhumatisme articulaire aigu. A la suite de cette attaque, paralysie, puis mouvements choréiformes. Mydriase droite. Quelques troubles de la parole.

OBSERVATION III

(Rondot).

Petite fille de 6 ans. A la suite de la rougeole, affaiblissement très marqué des membres du côté gauche. Pas d'atrophie musculaire ; pas de troubles de la sensibilité ;

abolition des réflexes tendineux ; intégrité des pupilles ;
ultérieurement, mouvements choréiques des membres
paralysés.

OBSERVATION IV

(Perisson).

Petit garçon de 5 ans. A la suite de la rougeole, paralysie à forme hémiplégique du côté droit, mais sans
participation de la face. Un mois après, apparition des
mouvements choréiques. Hyperesthésie du côté paralysé.
Intégrité des réflexes. Pas de troubles trophiques ni
psychiques.

OBSERVATION V

(Rondot).

Petite fille de 3 ans. Monoplégie brachiale gauche
survenue brusquement sans cause apparente. Pas de
troubles de la sensibilité. Pas de mouvements choréiques.
Comme le fait remarquer M. Périsson, cette observation
est douteuse et ne doit être acceptée que sous bénéfice
d'inventaire : « Il est regrettable que les antécédents fas-
» sent défaut, et qu'un examen plus approfondi de la
» malade n'ait pas plus tard visé les mouvements choréi-
» ques qui demandent à être recherchés avec un soin
» minutieux. »

OBSERVATION VI

(Daucher in th. d'Ollive)

Bébé de 2 ans, entré à l'hôpital pour une hémiplégie droite ayant débuté brusquement six semaines auparavant. Quelques légers mouvements choréiques des membres atteints, qui se substituent bientôt aux troubles paralytiques. Guérison.

OBSERVATION VII

(Gowers).

Garçon de 14 ans, atteint depuis quinze jours de monoplégie brachiale gauche. Quelques jours après son entrée à l'hôpital, chorée, d'abord légère, puis de plus en plus intense.

OBSERVATION VIII

(Gowers).

Fillette de 13 ans. Monoplégie brachiale gauche depuis trois mois. Peu à peu guérison de la paralysie et apparition de légers mouvements choréiques.

OBSERVATION IX

(Gowers).

Garçon de 7 ans. Monoplégie brachiale droite datant de deux mois et compliquée, depuis quelques jours, de mouvements choréiques. Guérison en deux mois.

OBSERVATION X

(Gowers).

Fillette de 9 ans. Faiblesse progressive du bras gauche puis mouvements choréiques de ce même membre. Insuffisance mitrale. Guérison en un mois.

Ces paralysies débutent souvent par des troubles psychiques assez particuliers.« Un enfant naturellement gai,
» gentil, devient méchant et criard, il pleurniche sans
» motif, boude dans les coins, frotte ses yeux ; il cesse
» de s'amuser et pousse des cris lorsque les personnes
» veulent l'approcher ou le toucher, il refuse de manger ;
» laisse reposer sa tête qui lui semble lourde, la serre
» entre ses bras comme si elle était endolorie, il peut
» présenter des céphalées intenses (Obs. de Charcot) ».
(Périsson).

Parfois l'on note des antécédents de rhumatisme. Dans le cas de Rockwell le petit malade avait eu l'année précédente « une attaque de rhumatisme articulaire aigu
» qui a tenu les articulations du côté droit plus que
» celles du côté gauche. Comme l'état inflammatoire se
» calmait, il se trouve qu'il est une paralysie très
» marquée des membres du côté le plus atteint ».

Dans un cas de Gowers, la fillette ayant souffert de rhumatisme articulaire aigu. D'autres fois, la rougeole, la coqueluche ou telle autre infection générale a précédé de peu l'apparition de la paralysie. Le début brusque, sans autre prodrome, est signalé par de nombreux auteurs (Charcot, Rondot, Périsson, etc).

Que le début ait été ou non précédé de phénomènes pro-
dromiques, les troubles moteurs ne tardent pas à faire
leur apparition. Ils se développent peu à peu, et affectent, suivant les cas, les types *monoplégique*, *hémiplégique* ou *paraplégique*.

Le TYPE MONOPLÉGIQUE a été observé par Rondot et
Gowers. Le plus souvent, il s'agit d'une monoplégie brachiale qui s'installe progressivement et finit par acquérir
une telle intensité que le bras pend inerte le long du corps;
d'autres fois, les troubles sont beaucoup moins accusés
et consistent simplement en faiblesse des mains, qui laissent tomber les objets qu'on leur confie.

Plus fréquent est le TYPE HÉMIPLÉGIQUE, que relatent les
observations de Charcot, de Rockwell, de Rondot, de
Périsson, de Daucher. Cette hémiplégie respecte habituellement la face ; cependant dans un cas de Charcot, la
face était atteinte, quoique à un moindre degré que les
membres.

Enfin le TYPE PARAPLÉGIQUE n'est signalé que par Ollive,
dans une observation qui ressortit plutôt à la chorée
molle. Nous nous contenterons donc de le signaler.

Les troubles moteurs peuvent encore frapper la musculature des yeux. C'est ainsi que, dans le cas de Rockwell, la pupille droite était notablement dilatée. Les troubles de la phonation ne sont pas rares, mais il est difficile de savoir quelle part revient, dans leur pathogénie,
à la paralysie finissante ou à la chorée commençante.

La *sensibilité*, tant objective que subjective, est intacte
dans la majorité des cas.

L'état des *réflexes tendineux* n'est signalé que dans

quelques observations. Charcot et Rondot remarquent que, dans leurs cas, les réflexes rotuliens étaient abolis.

Ces paralysies préchoréiques ne s'accompagnent d'aucun *trouble trophique* : elles ne se compliquent ni d'atrophie musculaire (Rondot), ni de troubles de la circulation cutanée, ni de modification de la contractilité électrique.

Quant aux *réactions électriques*, elles n'ont pas été assez étudiées pour qu'on puisse donner, à leur sujet, une formule générale.

Telle est, à sa période d'état, la paralysie préchoréique : ainsi constituée, elle reste pure pendant plus ou moins longtemps puis, peu à peu elle se complique des mouvements choréiques : ces mouvements « vont s'accentuer » au fur et à mesure que la force augmentera dans les » membres atteints, et nous n'aurons plus alors devant » nous que la chorée vulgaire avec ses mouvements » incoordonnés ». (Ollive). D'autres fois, la paralysie, d'abord localisée, se généralise, et l'on assiste alors à la transformation de la maladie initiale en chorée molle.

§ II. — PARALYSIES INTERCHORÉIQUES.

Chez un petit malade atteint de chorée depuis plus ou moins longtemps, on peut voir survenir des paralysies. Ces paralysies peuvent se généraliser et aboutir à la chorée molle ; plus souvent, elles restent localisées soit à un membre, soit à un côté du corps.

A. — *Monoplégies.*

OBSERVATION XI

(Clifford Albert).

Fillette de 14 ans, non rhumatisante. Depuis six semaines, monoplégie crurale gauche ; mouvements choréiques frappant surtout le côté gauche du corps. Troubles sensitifs très accusés. Treize jours après son entrée à l'hôpital, paralysie passagère du voile. Guérison.

OBSERVATION XII

(Rondot).

Petit garçon de six ans et demi, entré à l'hôpital pour chorée de moyenne intensité. Abolition des réflexes rotuliens. Souffle systolique de la pointe.

Quelques jours après son entrée, monoplégie brachiale droite ; pas d'atrophie ; pas de troubles de réactions électriques.

OBSERVATION XIII

(Rondot)

Fillette de 13 ans, rhumatisante. Monoparésie brachiale gauche. Pas d'atrophie musculaire, pas de troubles des réactions électriques, pas de troubles sensitifs. Absence des réflexes tendineux. Mouvements choréiformes typiques de la tête et des membres.

OBSERVATION XIV

(Gaucher)

Garçon de 9 ans, non rhumatisant, mais soigné déjà deux fois pour chorée. Chorée assez intense, un peu de parésie de la jambe droite ; pas d'anesthésie. Signes d'endocardite mitrale. Guérison.

OBSERVATION XV

(Périsson)

Garçon de 10 ans, non rhumatisant, atteint d'une chorée des membres supérieurs et de la face. Depuis quelque temps, troubles de la mémoire et de la parole. Monoplégie brachiale gauche.

OBSERVATION XVI

(Périsson)

Fillette de 9 ans. Mouvements choréiques dans tout le corps. Diminution très sensible de la force musculaire du bras gauche. Sensibilité intacte. Guérison au bout d'un mois de traitement.

OBSERVATION XVII

(Gowers)

Fillette de 9 ans. Chorée rhumatismale de moyenne intensité datant de quelques mois. Au cours de cette chorée, monoplégie brachiale gauche développée progressivement. Guérison en un mois.

OBSERVATION XVIII

(Hedden).

Apparition d'une paralysie du bras droit au cours d une chorée de moyenne intensité. Guérison.

OBSERVATION XIX·

(Raviart et Caudron).

Fillette de 14 ans, rhumatisante. Développement de la chorée à la suite d'une contrariété. Au bout de quinze jours les mouvements choréiques du bras gauche diminuent, et sont peu à peu remplacés par une paralysie typique, compliquée de quelques troubles vaso-moteurs, mais avec intégrité de la sensibilité. Guérison en quelques jours.

OBSERVATION XX

(Fauvel).

Enfant de 11 ans. Chorée légère. Asthénie surtout marquée au bras. Légère anesthésie de ce membre.

OBSERVATION XXI

(Massalongo).

Fillette de 16 ans, très délicate, de constitution scrofuleuse. Début de la maladie le 2 janvier 1893 par de la faiblesse et de l'incoordination des mouvements du bras gauche. Deux jours après, la paralysie s'accentue ; le membre est immobilisé et seulement agité, de temps en temps, par des mouvements choréiformes. Pas de troubles de la sensibilité générale sauf, peut-être au niveau du bras gauche, une légère hypoesthésie diffuse à l'extrémité des doigts. Conservation des réflexes tendineux ; amyotrophie limitée des muscles paralysés. Exagération de la contractilité faradique dans les muscles du bras.

Guérison en deux mois.

Les *monoplégies choréiques* ont été particulièrement bien décrites par Ollive :

« Peu à peu dans un bras, souvent le bras gauche, (sans que rien puisse d'ailleurs expliquer cette localisation plus particulièrement notée), les mouvements choréiques deviennent moins étendus et moins fréquents et en même temps le membre s'affaiblit pour bientôt devenir complètement inerte. Mais cette paralysie est rarement complète, car il n'est guère de cas dans lesquels un examen bien attentif ne puisse faire découvrir de très légers mouvements dans le bras parésié, et de plus ils existent toujours dans le reste du corps. Cette paralysie peut durer un temps très variable que rien ne peut nous permettre de préciser, puis la force revient dans ce membre paralysé, et en même temps qu'elle, apparaissent les mouvements choréiques s'accentuant au fur et à mesure que la force elle-même augmente, puis tout rentre dans l'ordre ou plutôt dans le désordre de la chorée ».

Ces monoplégies s'observent souvent chez des enfants rhumatisants (Rondot, Gowers, Raviart et Caudron) ; d'autres fois, ce n'est pas au cours de la première attaque, mais bien au cours d'une récidive de chorée qu'elles apparaissent (Gaucher, obs. XIV). Le plus souvent, les troubles moteurs ne vont pas jusqu'à la paralysie, mais se bornent à une parésie plus ou moins accentuée (Rondot, Gaucher, Périsson, Fauvel) du membre atteint.

Dans l'immense majorité des cas, il n'existe *ni troubles trophiques*, *ni troubles de la sensibilité*, et les *réactions électriques* sont intactes.

Cependant cette loi comporte quelques exceptions ; Raviart et Caudron signalent quelques troubles vaso-moteurs, Fauvel, une légère anesthésie du membre paralysé. Massalongo une légère hypoesthésie diffuse de ce membre et une amyotrophie localisée aux muscles paralysés, qui présentent une exagération évidente de la contractilité faradique.

Intacts dans le même cas, les *réflexes tendineux* ont été trouvés abolis dans la plupart des malades.

Dans une observation due à Clifford Albutt, une monoplégie crurale gauche s'est compliquée ultérieurement de *paralysie du voile* : « Ces liquides refluaient par le » cœur. Cette paralysie ne fut que passagère et dura trois » jours ». Le malade finit par guérir complètement.

Dans la plupart des cas, la paralysie est avancée par une diminution des mouvements choréiques dans un des membres ; la paralysie s'installe lentement, s'accroît progressivement et finit, au bout d'un temps variant de quelques jours à quelques semaines, par disparaître sans laisser de traces.

B. — *Hémiplégies.*

OBSERVATION XXII

(Todd).

Garçon de 9 ans, atteint d'hémiplégie gauche ; chorée localisée aux membres du côté gauche. Guérison rapide.

OBSERVATION XXXIII

(Todd).

Jeune fille choréique atteinte d'hémi-chorée droite. Deux jours après son entrée, les mouvements choréiques disparaissent tout à coup et laissent une paralysie musculaire du côté droit du corps. Guérison en cinq semaines.

OBSERVATION XXIV

(Todd).

Garçon de 5 ans. Chorée datant de quelques mois. Un beau matin, l'hémiplégie droite non accompagnée de perte de connaissance. Quelques jours après, recrudescence des mouvements choréiques dans les membres du côté droit. Guérison.

OBSERVATION XXV

(Cadet de Gassicourt).

Garçon de 4 ans, délicat. Paralysie brusque des membres supérieurs et inférieurs du côté droit. Quelques mouvements convulsifs de la main gauche et de la face. Guérison en trois mois.

OBSERVATION XXVI

(Gaucher).

Fillette de 11 ans, seconde atteinte de chorée. Parésie du côté gauche. Guérison rapide.

OBSERVATION XXVII

(Eichhorst).

Jeune fille atteinte de chorée compliquée de paralysie avec atrophie musculaire des membres supérieur et inférieur du côté gauche. Guérison lente.

OBSERVATION XXVIII

(Raymond).

Garçon de 17 ans, rhumatisant. En mars 1890, faiblesse musculaire des bras ; douleurs juxta-épiphysaires, puis apparition de mouvements choréiques du membre supérieur gauche et de douleurs à caractères névralgiques.

Huit jours après le début des mouvements choréiques, paralysie, mouvements choréiformes et atrophie musculaire du bras gauche. La paralysie frappe aussi, mais moins, le membre inférieur du même côté ; les mouvements choréiformes, généralisés, sont surtout accusés au niveau du membre supérieur gauche ; enfin, de ce côté, les muscles des éminences thénar et hypothénar, sont notablement atrophiés. Les muscles de l'avant-bras et du bras sont atrophiés en partie. Le deltoïde est atrophié ; les pectoraux et les muscles scapulaires semblent normaux. Légers troubles des réactions électriques. Pas de troubles de la sensibilité, ni des réflexes ; pas de troubles de la vue.

Les *hémiplégies inter-choréiques* présentent des caractères très analogues à ceux des hémiplégies que nous venons d'étudier. Comme elles, ce sont des paralysies localisées, restant flasques d'un bout à l'autre de leur évolution, ne s'accompagnant qu'exceptionnellement de troubles sensitifs ou trophiques, et se terminant régulièrement, au bout d'un temps variable, par la guérison complète.

Le plus souvent, la chorée existait déjà depuis quelques jours lorsqu'apparaissent les troubles paralytiques. C'est ce que signalent les observations de Todd, Gaucher, Eichhorst ; d'autres fois, les paralysies et mouvements choréiques se développent simultanément comme dans le cas classique du professeur Raymond. Comme précédemment, nous trouvons signalées assez fréquemment dans les antécédents des malades, soit des attaques de rhumatisme (Raymond), soit une première attaque de chorée (Gaucher). Comme précédemment aussi, nous voyons les mouvements choréiques s'atténuer progressivement ou disparaître brusquement dans les membres qui vont être frappés de paralysie (Todd)

L'hémiplégie survient sans ictus (Todd) : elle respecte le plus souvent la face. L'état de la sensibilité des fonctions trophiques, des réflexes et des réactions électriques n'est guère indiqué que dans le cas de M. le professeur Raymond. Dans ce cas insolite, il existe une amyotrophie évidente d'un certain nombre de muscles du côté paralysé, les réactions électriques sont légèrement troublées il n'y a pas de troubles de la sensibilité, et les réflexes paraissent absolument normaux. Enfin dans le cas d'Eichhorst se trouve également notée l'atrophie des muscles paralysés.

L'hémiplégie interchoréique se termine presque toujours par la guérison. Dans certains cas, l'amélioration est rapide et la paralysie disparaît complètement en quelques jours ; d'autres fois, elle persiste assez longtemps : cinq semaines (Todd), deux et même trois mois (Cadet de Gassicourt), mais même alors, elle aboutit à la *restitutio ad integrum*, à moins qu'elle ne se complique d'amyotrophies accusées.

Ollive signale encore, comme autre forme de paralysie interchoréique, *la forme paraplégique*. « Ici, les mouvements cessent dans les membres inférieurs, qui devien-
» nent incapables de soutenir le petit malade, pendant
» que les désordres choréiques continuent dans les mem-
» bres supérieurs ». Cette forme peut en effet s'observer au cours de la chorée, mais, le plus souvent, elle présage l'apparition d'une chorée molle. Les *paralysies généralisées* qui surviennent au cours de la chorée seront ultérieurement décrites : nous ne faisons que les signaler ici.

§ III. — Paralysies post-choréiques.

Beaucoup plus fréquentes que les variétés que nous venons d'étudier les paralysies post-choréiques peuvent, elles aussi, revêtir les types monoplégique, hémiplégique ou paraplégique ; elles peuvent encore, comme nous le verrons plus loin, s'étendre à l'ensemble de la musculature et prendre ainsi, dans le tableau clinique une place prépondérante.

Quelle que soit leur modalité, ces paralysies débutent souvent d'une façon brusque, et « le petit choréique de la veille est le paralysé du lendemain ». (Ollive). Elles durent des semaines et des mois et aboutissent, presque toujours, à la guérison complète.

A. — *Monoplégies.*

OBSERVATION XXIX

(Fauvel)

Enfant de 9 ans, atteint d'hémi-chorée gauche. Huit jours après le début des accidents, faiblesse du bras gauche. Guérison au bout de plusieurs mois.

OBSERVATION XXX

(Ashby).

Fillette de 9 ans. Chorée rhumatismale ayant débuté en juin 1889. Endopéricardite en juillet, paralysie des

extenseurs des doigts. En septembre, perte de la parole.
A la fin de septembre, disparition des troubles musculaires, mais aggravation de l'état général. Mort.

OBSERVATION XXXI

(Jolly).

Chorée de moyenne intensité. A sa suite, paralysie
des péroniers. Guérison.

OBSERVATION XXXII

(Leidey).

Fillette de 9 ans. Chorée ayant été précédée de maux de
gorge et de douleurs d'oreille. Pendant la convalescence,
paralysie totale du membre supérieur droit. Guérison.

OBSERVATION XXXIII

(Huber).

Fillette de 8 ans, atteinte de chorée. Apparition soudaine, au cours de la convalescence, d'une monoplégie
brachiale gauche. Guérison en quinze jours.

Les paralysies partielles que l'on observe à la suite de
la chorée peuvent donc frapper un membre : bras gauche
(Fauvel), bras droit (Leidey) ; dans d'autres cas, elles se
cantonnent à un groupe musculaire (Ashby) ou bien à un
seul muscle, comme dans le cas de Jolly. La paralysie

frappe parfois le côté du corps où les mouvements choréiques prédominent (Fauvel) ; elle met toujours longtemps à guérir. Dans le cas d'Ashby, la terminaison
fatale est due, moins à la paralysie, qu'aux troubles de
l'état général, et, particulièrement, à l'endopéricardite
concomitante.

B. — Hémipléges.

Les hémiplégies post-choréiques ne sont pas fréquentes. Nous n'avons pu en relever que deux cas, et encore
ces deux cas sont loin d'être typiques puisque, l'hémiplégie aboutit dans l'un, à la paralysie généralisée, et,
dans l'autre, se complique ultérieurement de monoplégie
brachiale de l'autre côté.

OBSERVATION XXXIV

(Gyé in th. d'Ollive)

Fillette de 9 ans, non rhumatisante. Première attaque
de chorée à la suite d'une émotion ; 2e attaque quelque
temps après. Vers la fin de cette seconde attaque, on
constate que les mouvements des membres du côté droit
sont beaucoup plus faibles que ceux du côté gauche.
Légère ataxie et diminution de l'excitabilité faradique
des muscles des membres supérieurs. Les jours suivants,
parésie généralisée qui ne disparaît qu'au bout de six
mois.

OBSERVATION XXXV

(Albarel)

Fillette de 11 ans, très nerveuse. A la suite d'une rougeole, chorée de moyenne intensité, bientôt compliquée

d'hémiplégie gauche avec paralysie du bras droit. Guérison par la liqueur de Boudin, après une rechute éphémère.

Il est difficile, avec ces deux seules observations, de tracer le tableau des hémiplégies post-choréiques. Indiquons seulement que les malades chez lesquels survient cette complication sont souvent d'anciens choréiques, que les troubles moteurs paraissent avoir une certaine tendance à s'étendre, à se généraliser, qu'enfin, ils peuvent s'accompagner d'ataxie, et de quelques troubles des réactions électriques.

C. — *Paraplégies.*

OBSERVATION XXXVI

(Bouchaud)

Fillette de 8 ans, présentant des antécédents héréditaires de rhumatisme. Évolution des accidents en trois phases : 1º chorée ayant débuté il y a un mois, graduellement ; 2º rhumatisme articulaire aigu ; 3º paraplégie très nette, à début brusque, sans troubles sensitifs ni sphinctériens, avec diminution légère des réflexes tendineux. Guérison lente.

OBSERVATION XXXVII

(Bouchaud)

Fillette de 10 ans 1/2, rhumatisante. Le 10 février 1888, chorée qui disparut vers la fin de février. A ce moment on s'aperçoit que la petite malade est paralysée des

membres inférieurs. Réflexes tendineux exagérés. Pas
de troubles de la sensibilité. Mauvais état général. Guérison en deux mois.

OBSERVATION XXXVIII

(Renaut in thèse d'Ollive)

Fillette de 7 ans 1/2. Chorée grave, suivie de paraplégie. Guérison en un mois.

OBSERVATION XXXIX

(Eichhorst)

Jeune fille choréique depuis 7 mois. Finalement parésie des membres inférieurs qui guérit d'une façon complète.

Les paraplégies constituent la variété la plus impor-
tante des paralysies post-choréiques. Elles surviennent
assez fréquemment chez des enfants rhumatisants (Bouchaud) et surviennent brusquement à la fin de la chorée
ou alors même que la chorée aurait complètement disparu (Bouchaud). Elles ne s'accompagnent habituellement
ni de troubles sphinctériens, ni de troubles sensitifs. Les
réflexes sont variables, augmentés dans un cas de Bouchaud, diminués dans un autre. La guérison est toujours
lente ; elle n'est jamais complète avant au moins un
mois.

Quant aux *paralysies généralisées*, elles rentrent parmi
les chorées molles que nous allons étudier maintenant.

§ IV. — Chorée molle.

OBSERVATION XL

(Daucher, O. VII de la th. d'Ollive).

Garçon de 14 ans, atteint, en 1882, de chorée rhumatismale grave. En 1883, nouvelle attaque de rhumatisme avec souffle systolique mitral. Un mois après, troisième attaque de rhumatisme, au cours de laquelle on s'aperçoit que l'enfant présente un affaiblissement très marqué des muscles des membres, de la langue et du larynx.

Lors de l'entrée du malade, paralysie à peu près généralisée. Pas de troubles sensitifs importants, mais atrophie évidente des masses musculaires de la main avec aplatissement des muscles des éminences thénar et hypothénar qui répondent parfaitement à l'excitation faradique. Légers mouvements choréiformes des membres. Guérison en un mois.

OBSERVATION XLI

(Charcot).

Chorée paralytique généralisée chez un muet.

OBSERVATION XLII

(West).

Chorée avec prédominance remarquable de symptômes paralytiques. Amélioration lente.

Elisabeth R..., âgée de 8 ans, admise à l'hôpital le 5 octobre 1881. Les parents jouissaient d'une bonne santé.

La mère avait eu autrefois un rhumatisme articulaire aigu. Toute la famille est rhumatisante. Il y a trois autres enfants en bonne santé.

Elisabeth a eu la rougeole et la fièvre scarlatine il y a un an, et après cette fièvre survinrent des douleurs dans les jointures.

Pas d'attaques convulsives pendant la dentition.

Depuis deux mois les doigts sont agités de mouvements convulsifs, elle fait des faux pas en marchant, puis la figure grimace. Son état empire rapidement elle n'a jamais eu de rhumatisme et n'a aucun bruit anormal au cœur.

A son entrée : enfant pâle, mal développée. Pupilles égales et grandes. Les mouvement choréiques des bras, des jambes et de la face ne sont pas très violents. Ce qui frappe surtout, c'est le manque de force. Lorsqu'on l'apporta à l'hôpital, elle reposait inerte dans les bras de sa mère ; la tête pendait en arrière, les bras flasques aux côtés du corps. Il lui était impossible de parler, de s'asseoir sur son lit, de manger seule. Voulait-elle quelque chose, elle ne pouvait le demander et pleurait à chaudes larmes. Cependant lorsqu'elle est au lit, elle peut ployer les jambes. L'amélioration ne se fit que très lentement, et la malade, d'abord soumise à des doses de noix vomique, fut mise ensuite au traitement arsenical.

On l'envoya en convalescence à Highate, mais au bout d'un mois elle eut une rechute qui la retint encore pendant plusieurs mois à l'hôpital. Elle finit enfin par guérir complètement.

OBSERVATION XLIII

(West).

Chorée molle. Guérison lente.

Lucy F..., fille, 7 ans, admise à l'hôpital le 15 novembre 1872 et sortie le 18 mars 1873. La famille souffre en général de rhumatisme, mais notre malade n'en a jamais eu.

Chorée molle. Pas de lésions cardiaques. Les symptômes de la maladie datent de sept mois. Guérison lente. C'est un cas caractéristique.

Le grand-père mourut de rhumatisme, le père a souvent des attaques.

L'attaque actuelle a débuté par un changement dans le caractère suivie de peur d'irritabilité, puis, au bout de trois semaines, apparurent quelques mouvements dans les bras et les yeux. Elle entre à l'hôpital Saint-Barthélemy. Cet état est bien vite suivi de paralysie musculaire et même c'est cette paralysie qui domine la scène pendant toute la durée de l'affection.

Le 4 février, elle peut à peine se tenir debout.

Le 10, elle essaye de marcher, mais chaque mouvement est incoordonné.

Le 12, la force commence à revenir dans les jambes, mais, en même temps, les mouvement choréiques s'accusent davantage.

OBSERVATION XLIV

(Cadet de Gassicourt)

Petite fille de 7 ans, très nerveuse, atteinte de chorée très intense à la suite d'une injection de sulfate d'ésérine, paralysie portant sur les quatre membres, compliquée de secousses choréiformes. Myosis au bout de quinze jours, amélioration des accidents, puis réapparition des mouvements choréiques.

OBSERVATION XLV

(Ollivier).

Fillette de 6 ans, rhumatisante avait eu, en 1884, une première attaque de chorée compliquée de parésie des membres inférieurs. En 1886, nouvelle attaque très intense au cours de laquelle apparurent des troubles paralytiques prépondérants. « La tête de l'enfant commence à « retomber tantôt d'un côté, tantôt de l'autre, par suite de « la paralysie complète des muscles du cou. Puis l'affai- « blissement paralytique s'étendit aux quatre membres. « Au moment de l'entrée, on constate que les muscles du « cou sont paralysés. La tête oscille comme celle d'un cadavre qu'on cherche à soulever. Les quatre membres, les supérieurs surtout, sont aussi atteints par la paralysie, si on soulève ces derniers, ils retombent inertes ». Pas de troubles des réactions électriques ni de la sensibilité. Réflexes tendineux normaux ou même, peut-être exagérés.

OBSERVATION XLVI

(Ollivier).

Fillette de 8 ans, non rhumatisante. Chorée intense datant du mois d'août 1884, au cours de laquelle se développe une paralysie incomplète des membres inférieurs. Quelques jours après son entrée, les mouvements choréiques diminuent ; la paralysie augmente, envahit les quatre membres, les muscles du cou, la langue, le larynx. Diminution notable des réflexes tendineux. Intégrité absolue de la sensibilité générale et des réactions électriques. Cœur et pouls normaux. Pas de fièvre. Guérison en deux mois.

OBSERVATION XLVII

(Ollivier)

Fillette de 5 ans 1/2. Chorée vulgaire au cours de laquelle apparaît une paralysie qui, d'abord localisée à la jambe gauche, envahit en trois jours les quatre membres et s'accompagne du développement, sur la peau d'une éruption polymorphe. Diminution correspondante des mouvements choréiques. Réflexes rotuliens affaiblis.

OBSERVATION XLVIII

(Ollivier)

Fillette de 7 ans, atteinte de chorée vulgaire. Au cours de cette chorée, apparition d'un affaiblissement musculaire qui envahit successivement les quatre membres, puis la langue et le larynx. Diminution des mouvements choréiques. Affaiblissement des réflexes tendineux. Sensibilité normale. Troubles sphinctériens.

Guérison au bout de trois mois.

OBSERVATION XLIX

(Chepowolnikow)

Petite fille de 9 ans. Au cours d'une chorée de moyenne intensité, paralysie des membres et du voile; aphasie durant deux jours.

OBSERVATION L

(Ollivo)

Chorée chez une enfant de 2 ans 1/2, avec prédominance des phénomè-
nes paralytiques. — Guérison par le traitement arsenical.

Lucie M..., âgée de 2 ans 1/2, a toujours joui d'une assez bonne santé jusqu'à ce jour. Elle a eu la coqueluche. Elle a avalé une épingle qu'elle rendait quelques jours après dans les garde-robes. Née de parents bien portants, n'eyant aucun diathésique dans ses antécédents, elle a été élevée au sein jusqu'à l'âge de 20 mois. Cependant elle est d'apparence assez chétive, d'un caractère un peu irritable.

Le jeudi 1er juin 1882, elle fait un faux pas en marchant, accuse un peu de douleur, de la difficulté à marcher, mais le lendemain tout a disparu. Le lundi, 5 juin, l'enfant commence à avoir un peu de difficulté à marcher en même temps son caractère change, elle devient maussade, de plus en plus irritable, s'agite, crie ou pleure pour rien, elle porte fréquemment sa main à sa tête, et cependant elle dit ne pas en souffrir, elle se frotte les paupières et les ferme à chaque instant. Pendant deux jours, elle a un peu de fièvre qui se traduit par une éruption d'herpès à la lèvre supérieure, puis l'état général rentre dans l'ordre normal, la petite malade mange et dort bien, et n'étaient sa difficulté à se tenir debout et à marcher, l'irritabilité de son caractère, on pourrait la croire exempte de toute affection.

Le médecin appelé auprès d'elle redoute le début d'une méningite tuberculeuse ; il n'y a pas de vomissement, pas de constipation, pas d'irrégularité du pouls, il y a un peu de mâchonnement.

Un autre médecin a les mêmes craintes et cependant il croit aussi à la possibilité des prodromes d'une danse de Saint-Guy.

C'est au milieu des événements que je rapporte, que je suis appelé à remplacer, près de notre petite malade, le Dr Lebreton, et voici les symptômes que je puis démêler en examinant cette enfant qui ne se prête qu'avec les plus grandes peine à notre examen.

14 juin. L'enfant assise sur les genoux de sa mère ne nous reçoit qu'avec répugnance ; veut-on lui parler, la toucher un peu, elle jette des cris, pleure et s'irrite. De temps en temps elle porte ses mains à sa face, et remue la tête, tous symptômes que l'on peut aussi bien mettre sur le compte de son impatience. Si l'enfant est placée à terre et qu'on veuille la faire marcher, on constate des signes très importants. Il n'y a pas d'incoordination des mouvements des jambes, mais une faiblesse telle que l'on croit que la petite malade va s'affaisser et que, le plus rapidement possible, elle se précipite sur sa mère, sur un meuble, sur tout ce qui peut lui procurer un appui ; mais les quelques pas qu'elle a faits ont été des plus incertains ; c'est en pliant les jambes, c'est en titubant qu'elle est arrivée là où elle s'appuie.

Nous prions alors la mère de coucher son enfant et nous procédons à un examen détaillé des phénomènes que l'on peut observer. L'enfant étant dans le décubitus dorsal, la tête appuyée sur l'oreiller s'agite par instants ; les membres inférieurs et supérieurs sont immobiles, mais ils peuvent être remués sans difficulté. Cependant si l'on soulève les jambes en les abandonnant ensuite à elles-mêmes, elles retombent inertes sur le lit. La température y est normale, il n'y a pas d'atrophie. Les réflexes tendineux sont abolis, la sensibilité y est intacte.

Les parents nous racontent que si l'enfant veut prendre un objet, il y a une grande difficulté dans la préhension, et que bientôt elle le laisse échapper. De plus, si elle veut parler, ce n'est qu'avec peine quelquefois, et cette difficulté semble l'irriter encore, quand elle ne trouve pas ses mots. Enfin si elle mange ou boit, il lui arrive fréquemment d'avaler de travers.

Aucun trouble du côté des organes des sens, pas de

diplopie, pas de strabisme pas d'inégalité pupillaire.
Il n'y a pas de céphalalgie. La langue a son aspect normal, l'appétit est conservé, pas de vomissements, ni de constipation. La température ne s'élève pas au-dessus de la normale ; le pouls d'une fréquence modérée est bien régulier. La pression sur la colonne vertébrale ne détermine aucune douleur.

En présence de cet ensemble symptomatique j'écartais tout d'abord la pensée de la méningite tuberculeuse, et, sans grande conviction d'ailleurs, je m'arrêtais au diagnostic de paralysie infantile à début anormal. De plus en raison du groupe de vésicules herpétiques apparues à la lèvre supérieure à l'existence, dans la rue habitée et par notre petite malade, de travaux de voirie, je pensais aussi à la possibilité d'une intoxication paludéenne ; et c'est en me basant sur cet ensemble symptomatique, que je conseillais le traitement suivant :

Calomel à doses fractionnées. — Sulfate de quinine. — Badigeonnages iodés sur la colonne vertébrale.

Je dois avouer que ce traitement eut un insuccès complet et je vis la parésie des membres inférieurs devenir de plus en plus marquée, au point que l'enfant ne pouvait plus quitter le lit, ou qu'on était forcé de la tenir sur les bras. Venait-on à la placer à terre, ses jambes fléchissaient immédiatement, et elle s'affaissait sur place. La difficulté dans la parole augmentait encore, le vocabulaire devenait de plus en plus restreint, enfin la mastication des aliments et leur déglutition devenaient aussi plus difficiles. Ajoutons que le caractère de l'enfant devenait de plus en plus difficile.

Ce fut au milieu de ce cortège de symptômes que la famille justement inquiète me proposa d'appeler en consultation un de nos maîtres des hôpitaux des enfants, ce que j'acceptai avec empressement.

Comme moi, le médecin consultant pensa à la possibilité d'une paralysie infantile, le pronostic fut réservé et la même médication fut continuée pendant plusieurs jours. Aucune amélioration ne se produisit dans l'état de notre petite malade. Les jambes restèrent toujours aussi flasques, et sans mouvements d'incoordination. Enfin, le 27 juin, j'amenai auprès de cette enfant le Dr Archambault, qui démêla le problème, posa un diagnostic tout en se réservant un peu, mais rassura les parents en portant un pronostic favorable. « Ça guérira, disait le savant clinicien, et cependant je ne puis affirmer le diagnostic, tout en croyant beaucoup à la chorée molle ». Ce diagnostic était nouveau pour nous, nous ignorions absolument ce qu'était la chorée molle.

Au risque de me répéter je tiens à bien préciser ici quel était l'état de l'enfant lorsqu'elle fut visitée par le docteur Archambault : jambes flasques, mais pouvant encore se détacher du plan du lit, sensibilité conservée, pas d'atrophie, abolition des réflexes, pas d'incoordination, membres supérieurs immobiles, mais quand un mouvement était sollicité, un peu d'incoordination et de faiblesse dans la préhension. Si l'enfant était tenue sur les bras de sa mère, la tête était rejetée en arrière et animée en outre de mouvements de contorsion. Du reste l'état général est excellent, pas de fièvre, conservation de l'appétit et du sommeil.

Le docteur Archambault prescrivit l'usage de la liqueur arsenicale de Fowler en commençant par deux gouttes par jour et augmentant d'une goutte par jour. Ce traitement fut parfaitement toléré, l'enfant n'eut ni nausées, ni vomissements, ni diarrhée.

Le 11 juillet, l'enfant commence à marcher et le 20 tous les symptômes de paralysie et d'incoordination avaient totalement disparu. Un mois plus tard nous eûmes l'occasion de revoir notre petite malade ; elle était complètement rétablie et il ne restait aucune trace de l'affection qui nous avait tant intrigué auparavant.

OBSERVATION LI

(Charcot)

Grande fille de 15 ans ; grand garçon de 16 ans. Parents rhumatisants. Chez, l'un chorée compliquée de paraplégie ; chez l'autre, de paralysie généralisée.

OBSERVATION LII

(Gumpert)

Petite fille de 8 ans, atteinte, à l'âge de 3 ans, de rhumatisme suivi de chorée. Au cours de cette chorée, perte de la parole et, en une semaine, abolition totale des mouvements volontaires. Cet état, après s'être maintenu en hiver 1892 et 1893, finit par guérir. L'an dernier, l'enfant était à la campagne en été ; l'hiver suivant, il récidiva.

Au moment de l'entrée à l'hôpital, signe de chorée mineure. Mobilité et force musculaire intactes dans le décubitus dorsal. Mais l'enfant est-il placé dans la situation verticale, on constate l'existence d'une grande faiblesse de tout le corps. La tête est tombante, les jambes fléchissent, les bras tombent le long du thorax. Pas de paralysie des sphincters. Abolition des réflexes tendineux. Pas de troubles des réactions électriques. Pas d'atrophie musculaire. Sensibilité intacte.

OBSERVATION LIII

(Ferranini)

Asthénie musculaire grave de deux enfants de 9 et 10 ans, ayant apparu et disparu en même temps que la

chorée. Dans un cas, convulsions épileptiformes au début.
Guérison.

OBSERVATION LIV

(Sina)

Fillette de 4 ans de bonne santé habituelle, prise, en
décembre 1887, de troubles généraux inquiétants ; cépha-
lée, vomissements, affaiblissement, et de mouvement choréiques des membres du côté gauche. En mars 1899, ces
mouvements s'atténuent et font place à une parésie très
accentuée frappant surtout les membres gauches, mais
atteignant aussi les autres membres. Troubles profonds
de la sensibilité à la douleur. Abolition des réflexes rotuliens. Pas de stigmates d'hystérie, pas de troubles psychiques. Guérison très lente.

OBSERVATION LV

(Jacob)

Petite fille de 7 ans, atteinte de chorée depuis quinze
jours, au moment de son entrée à l'hôpital. Deux mois
après, parésie généralisée qui guérit au bout d'un mois.

OBSERVATION LVI

(West)

En janvier 1872, une petite fille d'un tempérament
excitable, qui avait eu pendant trois semaines de légères
contractions dans les membres, lesquelles étaient deve-
nues plus marquées depuis six semaines, à la suite d'une

frayeur soudaine, fut admise à l'hôpital des Enfants. Les mouvements qui avaient ainsi augmenté brusquement avaient de nouveau diminué ; mais, en dépit de cette amélioration apparente, l'enfant s'était trouvée dans l'impossibilité de plus en plus prononcée de s'aider elle-même et, à la fin, ne pouvait plus ni se tenir debout, ni manger seule, ni même parler.

L'enfant était en bonnes chairs, mais restait couchée dans son lit comme un jeune chien, ne pouvant s'aider en rien et transpirant d'une manière profuse ; incapable de s'asseoir dans son lit, de prendre ses aliments ; et même, lorsqu'on avait placé des aliments dans sa bouche, ils en ressortaient souvent. La pression qu'exerçait sa main était si faible qu'on la sentait à peine ; elle ne pouvait tirer la langue que pour un instant ; le pouls était à 120, faible, très irrégulier, et il y avait, par instant, une prolongation du premier bruit du cœur. Pendant une quinzaine son état resta presque stationnaire ; on ne pouvait pas précisément dire qu'elle fût aphone, car elle essayait de former des sons avec ses lèvres ; mais il ne sortait qu'un très léger murmure, et, habituellement elle était sans voix. Son état s'améliora lentement ; après dix semaines, elle sortit, marchant très lentement et, à la campagne, elle retrouva ses forces.

OBSERVATION LVII

(Charcot)

Petite fille de 12 ans, sortait d'avoir une chorée intense avec une endocardite. Le fait étrange était une paralysie des quatre membres, telle que l'enfant ne pouvait se tenir debout, à peine lever les bras en l'air et que, sur le canapé, sa tête retombait inerte. Tous les membres flasques ; pas d'atrophie, pas de traces d'anesthésie ou de raideur ; pas de réflexes. Guérison par l'hydrothérapie.

Ce qui caractérise essentiellement la chorée molle, nous l'avons vu, c'est l'intensité des troubles paralytiques ; c'est aussi leur généralisation, si bien que les quatre membres sont atteints, souvent même aussi les muscles du cou et de la face. La chorée peut être molle d'emblée : alors on voit apparaître à peu près en même temps des troubles paralytiques très importants et des troubles choréiques accessoires. C'est ce que l'on note dans la plupart des observations précédentes (obs. XL à LIII incluses). Dans quelques cas (Simon, Jacob, West, Charcot), les troubles paralytiques ne se sont développés qu'à la fin de la chorée, de sorte que les troubles d'incoordination sont encore moins accusés que dans les cas précédents.

Dans les antécédents des malades atteints de chorée molle, il est fréquent de constater l'existence de rhumatisme ou de chorée antérieure. Parfois même, une des attaques précédentes de chorée s'est déjà compliquée de paralysie des membres inférieurs (Ollivier). Plus souvent peut-être que dans les autres formes de chorée, les malades sont des névropathes, des dégénérés, des tarés. Quoi qu'il en soit, le début est aussi variable. Tantôt il est annoncé par des troubles inquiétants ; dyspnée, céphalalgie, fièvre, convulsions (Ferranini), si bien que le médecin redoute le développement d'une méningite tuberculeuse (Ollive) tantôt, et le plus souvent le début est lent et insidieux, le malade n'accuse aucune douleur, son état général ne se modifie pas, et peu à peu, progressivement, s'installe une paralysie généralisée.

Cette paralysie frappe constamment les quatre membres ; parfois elle prédomine au niveau de l'un deux

(Simon). Souvent aussi, elle envahit le voile (Clapowolnikow), les muscles du cou (Ollivier), de la langue
(Dauchez, Ollivier), du larynx (Ollivier, West) ; dans le
cas de Clapowolnikow, elle se complique, pendant deux
jours, d'aphasie (1).

Décrite d'une façon uniforme par la majorité des
auteurs, la paralysie constitue le symptôme caractéristique de la chorée molle. Quelquefois, elle n'est pas
très intense, et West et Gumpert font remarquer que tel
ou tel mouvement, impossible dans la station verticale,
devient relativement facile lorsque le malade est placé
dans le décubitus dorsal. Le plus souvent, la paralysie
est totale, la tête retombe tantôt d'un côté, tantôt de
l'autre, les bras pendent inertes le long du corps, les
membres inférieurs restent absolument immobiles. Cependant, en examinant attentivement l'enfant, on constate
que ses bras, ses jambes, en apparence complètement
paralysés, sont agités par instants de secousses choréiformes peu intenses et peu nombreuses.

Le plus souvent, il n'existe *aucun trouble de la sensibilité* des parties atteintes par l'asthénie musculaire
(Dauchez, Ollivier, Ollive, Gumpert, Charcot), seul
M. Simon signale dans son cas des troubles profonds de
la sensibilité. Quant aux *réflexes tendineux*, ils ont toujours été trouvés *affaiblis*, sauf dans un cas d'Ollivier
(obs. XLV). Les paralysies qui constituent la chorée molle
sont donc dans la plupart des cas, des paralysies
flasques.

(1) Il est difficile de dire si, dans ce cas, il s'agissait d'aphasie ou de
dysarthrie. Cette dernière hypothèse paraît plus vraisemblable.

L'examen des *réactions électriques* n'a été pratiqué que par quelques rares auteurs ; elles étaient normales dans les cas de M. Dauchez, d'Ollivier, de Gumpert.

L'absence de *troubles sphinctériens* est notée par Gumpert, leur présence par Ollivier.

Des *troubles trophiques* que l'on peut observer dans ces cas, le plus important est l'atrophie musculaire. Nous avons déjà vu, dans le précédent chapitre, que M. Raymond avait publié un cas remarquable d'amyotrophie au cours de la chorée. Ces amyotrophies peuvent s'observer dans la chorée molle, où elles ont été signalées par Daucher ; dans le cas de cet auteur, elles frappaient les muscles des éminences thénar et hypothénar et contrastaient avec l'intégrité, au niveau des mêmes muscles, des réactions électriques.

Fait remarquable, et sur lequel insistent avec raison tous les classiques, *l'état général* est remarquablement conservé. Ollive dit expressément que, chez sa petite malade, l'appétit étant excellent, qu'il n'y avait pas de fièvre, que le sommeil et l'appétit étaient conservés. Les autres auteurs font des remarques analogues. La chorée molle ne ferait donc pas exercer de fâcheux retentissement sur l'état général des malades.

Comment se termine la chorée molle ? Dans quelques cas, les troubles paralytiques, après avoir diminué, reprennent de plus belle, et l'on assiste à une véritable rechute (West). Le plus souvent, ils rétrocèdent lentement, et ce n'est qu'au bout de plusieurs semaines ou même de plusieurs mois que les malades arrivent à une complète guérison.

DIAGNOSTIC

Facile quand les troubles paralytiques éclatent au cours ou à la suite de la chorée, le diagnostic peut être fort difficile lorsque l'affection débute par eux. C'est dans ces cas surtout que l'on pense à une *méningite tuberculeuse*. Ollive a bien étudié les caractères communs aux deux affections.

« L'enfant choréique peut présenter au moment de l'examen une sorte de dépression et même de délire dû soit à l'épuisement nerveux à la suite des mouvements exagérés, soit aux troubles psychiques et intellectuels que l'on observe si souvent dans la chorée ; de plus il peut persister dans certains groupes musculaires des mouvements involontaires ; la sensibilité peut être émoussée au niveau des parties privées de mouvements.

Si l'on s'enquiert auprès des parents des phénomènes qui ont précédé la paralysie, ils peuvent avoir observé une phase prodromique que l'on rencontre souvent dans la chorée, caractérisée par des changements dans le caractère, dans les facultés intellectuelles de l'enfant ; puis ils décrivent plus ou moins exactement les mouvements convulsifs, l'excitation cérébrale du début, et alors devant cet ensemble de phénomènes on peut croire soit à une méningite tuberculeuse arrivée à cette période de transition ou d'oscillation dans laquelle ses troubles d'excitation initiale font place peu à peu en s'entremêlant avec eux aux phénomènes paralytiques et comateux qui doivent emporter le malade ; ou bien encore à cette forme asthénique et irrégulière de la méningite tuberculeuse secondaire se montrant chez les enfants atteints de tuberculisation des organes thoraciques ou abdominaux.

Pour arriver à faire le diagnostic, il est indispensable de rechercher attentivement les antécédents personnels des malades, d'examiner chacun des principaux symptômes, de suivre pendant plusieurs jours l'évolution du mal.

Dans la méningite tuberculeuse, les troubles paralytiques sont généralement précédés de céphalées continues, gravatives ; de troubles sensitifs multiples, de vomissements, de constipation. Le ventre est rétracté, le pouls ralenti, inégal et irrégulier, vibrant dans le doigt. Il y a des secousses convulsives dans les membres, de la diplopie oculaire, de l'inégalité pupillaire, des troubles mentaux accentués. Enfin, d'après Bouchut, on pourrait constater au niveau de la rétine et de la choroïde, par le moyen de l'ophtalmoscope, de la congestion veineuse, de l'œdème papillaire et enfin des tubercules de la choroïde.

Les antécédents des malades diffèrent dans les deux cas : dans les choréiques, les troubles paralytiques surviennent peu après une infection générale comme la scarlatine, la rougeole, la coqueluche et surtout le rhumatisme. Chez les enfants atteints de méningite tuberculeuse, les parents sont parfois des tuberculeux avérés ; les enfants eux-mêmes ont fréquemment présenté antérieurement des signes de tuberculose locale, et surtout de l'adénopathie trachéo-bronchique.

Enfin l'évolution de l'affection est très différente dans les deux cas : dans la chorée paralytique, elle est irrégulière, difficile à prévoir, mais aboutit presque toujours à la guérison ; dans la méningite tuberculeuse, les accidents évoluent en quatre phases : 1° période prodromique ; 2° période d'excitation ; 3° période d'oscillation ; 4° période de dépression, et se terminent régulièrement par la mort.

Malgré tous ces éléments de diagnostic différentiel, il est des fois où la distinction entre méningite tuberculeuse et chorée paralytique est difficile à établir, on aura alors recours à la ponction lombaire. Le liquide retiré par la ponction est limpide, il s'écoule sans pression ; il contient, à l'examen cytologique, de nombreux lymphocytes. On sait que, d'une manière générale, la lymphocytose caractérise les inflammations subaiguës ou chroniques des méninges ; que le polynucléose s'observe surtout dans les inflammations aiguës de cette séreuse. Bien que la lymphocytose puisse s'observer dans d'autres affections que la méningite tuberculeuse (syphilis méningée, méningites chroniques, etc.), bien qu'inversement, dans le liquide de la méningite tuberculeuse, on puisse constater l'existence de polynucléaires, il n'en reste pas moins que, dans les cas douteux, l'examen du liquide céphalo-rachidien rendra les plus grands services et fixera souvent le diagnostic.

Dans la *paralysie infantile*, les accidents débutent brusquement, sans aucun prodrome, la nuit ou le matin ;

la température s'élève brusquement, il y a quelquefois des convulsions, l'enfant paraît paralysé des quatre membres. Bientôt tout se calme, et les troubles paralytiques se localisent à une jambe ou à un bras : le membre atteint s'atrophie, ses muscles présentent des lésions dégénératives évidentes ; enfin, à aucun moment de la maladie, on ne note de mouvements choréiformes des extrémités.

Lorsque les paralysies apparaissent au cours ou à la suite de la chorée, il faut, avant d'affirmer l'existence d'une chorée paralytique, éliminer un certain nombre d'affections.

Dans ce premier groupe, nous rangeons celles qui se compliquent d'exagération des réflexes, de trépidation spinale, en un mot, de signes de contractures. Pour celles-là, le diagnostic est facile, car, dans la chorée molle, comme nous l'avons vu, les réflexes tendineux sont presque toujours diminués ; aussi nous contenterons-nous de les signaler.

La *paraplégie du mal de Pott* est précédée de douleurs névralgiques intenses ; elle évolue lentement et aboutit, dans la plupart des cas, à une contracture intense. L'examen de la colonne vertébrale contribuera encore à fixer un diagnostic sur lequel il est inutile d'insister.

L'*hémiplégie infantile* date des premières années de la vie ; souvent consécutive à un accouchement avant terme, ou à un traumatisme obstétrical, elle s'accompagne d'exagération évidente des réflexes du côté paralysé et de troubles psychiques accusés.

Il n'est pas exceptionnel qu'à la suite de lésions ostéoarticulaires, apparaissent, dans le membre correspondant, des troubles moteurs divers (atrophie et parésie), ces *atrophies réflexes* de cause locale bien étudiées par Charcot, Raymond, Valtat, se reconnaîtront surtout à l'exagération des réflexes tendineux qui les accompagnent constamment. Elles peuvent parfois comme dans le cas suivant, être assez difficiles à différencier des paralysies choréiques.

OBSERVATION LVIII.

Accidents paralytiques à forme hémiplégique et amyotrophique dus à des lésions de tuberculose ostéo-articulaire du pied et de la main.

(Babonneix et Vitry)

Obs. III. — R... Marie, née le 21 mars 1898.

Cette enfant a été soignée à Berck pour tuberculose osseuse. Elle est entrée il y a un mois à l'infirmerie pour une chorée légère.

Etat actuel. — La petite malade présente, sur plusieurs points du corps, des cicatrices de tuberculose osseuse. Au membre inférieur droit, il en existe trois : une derrière la malléole interne, une autre derrière la malléole externe une autre, à trajet horizontal, devant la malléole externe. Au membre supérieur droit, il y en a deux : une à la base du premier métacarpien droit, une autre, profonde, à bords irréguliers dans le premier espace inter-osseux.

La *motilité* est altérée aux *membres inférieur et supérieur droits*. Les différents mouvements segmentaires de la jambe droite s'effectuent encore, mais il semble que certains d'entre eux ne s'accomplissent pas avec l'énergie normale : l'extension du pied sur la jambe et la flexion de la jambe sur la cuisse, en particulier, sont tout à fait difficiles et incomplètes. Bien que le *membre inférieur gauche* paraisse normal, la marche est impossible, par suite de la parésie de la jambe droite.

Des *deux membres supérieurs*, le *gauche* est normal ; *le droit*, au contraire, est un peu lésé, et les divers mouvements segmentaires ne s'y effectuent qu'avec peine, lentement, incomplètement.

Les muscles de la *face* et du *cou* sont intacts.

Les muscles atteints présentent une contractilité idio-musculaire assez nette, Les *réflexes tendineux* sont tous exagérés d'une façon gènérale : cette exagération paraît accusée surtout à la jambe droite. En tout cas, il n'y a pas de trépidation épileptoïde. Le *signe* de Babinski, difficile à rechercher à cause de l'indocilité de la petite malade, semble variable.

L'*examen électrique* décèle une très légère hyperexcitabilité au courant faradique dans tous les muscles du membre inférieur droit.

Les *troubles trophiques* consistent essentiellement en une atrophie évidente de la jambe droite, dont les muscles semblent avoir entièrement fondu, tant à la région antéro-externe, qu'à la région postérieure de la jambe. Le membre supérieur droit paraît également un peu atrophié au niveau de l'avant-bras.

Mensurations :

		Membre supérieur droit		Membre supérieur gauche	
Jambe :	Tiers inférieur. . .	10 cent.		11 cent.	
»	» moyen. . . .	12 »		13 »	
»	» supérieur . .	13 » 1/2	14 »	
Cuisse :	Tiers inférieur. . .	16 »		17 »	
»	» moyen. . . .	20 »		20 »	1/2

		Membre supérieur droit	Membre supérieur gauche	
Avant-bras :	Tiers inférieur. . .	10 cent.	19 cent.	1/2
»	» moyen. . . .	12 »	13 »	
Bras :	Tiers moyen. . . .	14 »	14 »	1/2

Il n'existe pas de contractions fibrillaires des muscles atrophiés mais de temps en temps, quelques mouvements choréiques des membres.

La *sensibilité*, difficile à rechercher systématiquement, paraît intacte. Les yeux sont normaux.

L'examen des différents appareils fournit quelques renseignements intéressants. Le cœur est le siège d'une maladie mitrale, que caractérisent les signes habituels ; frémissement cataire, souffle systolique, roulement diastolique. Le foie est un peu gros ; il existe un peu de congestion des bases. Les urines ne contiennent ni sucre, ni albumine.

S'agissait-il, dans ce cas, de chorée à forme amyotrophique ? L'examen des réflexes et l'existence de cicatrices de tuberculose osseuse permit d'éliminer cette hypothèse et de porter le diagnostic d'atrophie réflexe.

Bien que dans l'*hystérie*, la contraction ne soit qu'apparente, et ne réponde pas à une lésion matérielle du faisceau pyramidal, le diagnostic peut être difficile entre chorée molle et choréiforme. D'une part, en effet, l'hystérie est beaucoup moins fréquente chez l'enfant qu'on le croyait autrefois, et on peut même l'observer dans les premières années de la vie (Bézy et Bibert) ; d'autre part, elle vient souvent compliquer une chorée antécédente, si bien qu'en présence de certains cas il devient difficile de faire le départ entre ce qui appartient à l'une et ce qui revient à l'autre de ces deux affections. C'est ce que montrent les observations suivantes :

OBSERVATION LIX

(Raymond)

Jeune fille de 15 ans et demi atteinte d'une chorée de Sydenham type. Anesthésie complète de la moitié gauche du corps. Amblyopie. Rétrécissement concentrique du champ visuel. Micro-mégalopsie. Parésie très considérable du bras gauche, qu'elle peut remuer, mais qui est incapable de déployer une certaine force, c'est à ce moment que dominent les mouvements choréiques. Refroidissement des bras et hyperhydrose de la main gauche, contractilité électrique normale.

OBSERVATION LX

(*Bull. de Thérap.* 1847).

B... Couturière, 26 ans, a eu dans son enfance de fréquentes convulsions, à 7 ans, à la suite d'une frayeur, première attaque de chorée qui dura dix-huit mois.

A 9 ans 1/2 seconde attaque qui dura quatre mois.

A 10 ans nouvelle attaque, durant deux mois.

A 12 ans, quatrième attaque, durant six semaines.

A 13 ans, autre attaque qui dura deux mois. Enfin à 14 ans, sixième attaque qui dura sept semaines, avec prédominance des mouvements convulsifs à droite. Le côté gauche est complètement paralysé et reste dans cet état pendant quatre mois.

Pendant ces attaques, la malade n'avait jamais eu le délire, mais la mémoire paraissait singulièrement affaiblie. Elle éprouvait sous l'influence des moindres contrariétés des accidents hystériformes à la suite desquels la faiblesse du côté gauche s'exagérait.

Après quatre mois de paralysie, les règles s'établissent pour la première fois la paralysie disparaît avec une extrême rapidité. Pendant neuf ans les règles continuent à paraître régulièrement ; aucun accident nerveux grave ne survient. Mais après ce temps et au milieu d'une époque menstruelle, les règles se suppriment à l'occasion d'une très vive contrariété. La malade reste six semaines indisposée, éprouvant des agitations nerveuses continuelles. A la suite d'une saignée, elle est prise d'une attaque hystérique qui amène immédiatement une paralysie complète du côté gauche. Portée à l'Hôtel-Dieu, elle reste trois jours sans connaissance. La bouche était déviée, les mouvements et la sensibilité tout à fait abolis, mais l'intelligence parfaitement conservée. Ce ne fut qu'après trois jours que la malade commença à remuer le bras ; elle ne put essayer de marcher qu'après quinze mois. Les règles supprimées pendant tout ce temps s'étant alors rétablies, la paralysie se modifia bien rapidement. Après deux mois environ, le bras gauche avait recouvré tous ses mouvements, mais la jambe traînait encore un peu.

Deux mois après, la jambe elle-même était revenue à l'état normal. Depuis ce moment, c'est-à-dire depuis cinq mois environ, aucun accident nerveux ne s'est reproduit, les règles sont venues fort régulièrement, et la malade a pris à chaque époque menstruelle les précautions nécessaires pour n'en point interrompre. le cours ou même pour augmenter la quantité du flux sanguin.

Les observations de Souza-Leite et Cherbulier, de Porte, que nous avons citées dans notre historique, doivent sans doute être également rattachées à l'hystérie.

Comment faire le diagnostic dans ces cas ?

Une première remarque, c'est que la chorée hystérique est franchement rythmique. (Charcot, Pitres, etc.). Donc, toutes les fois qu'au cours d'une chorée rythmique on observe des phénomènes paralytiques, ceux-ci pourront, presque à coup sûr, être attribués à la grande névrose.

Le diagnostic est plus difficile quand la chorée hystérique se caractérise par des mouvements irréguliers comme ceux de la chorée de Sydenham la plus grande : dans ce cas, on tiendra grand compte des antécédents nerveux ou névropathiques, héréditaires ou personnels, du malade. Or cherchons à savoir si les émotions, les frayeurs, les chagrins ont joué un rôle dans le développement des accidents, mais n'oublions pas que pareille pathogénie peut parfois être invoquée à l'origine de la chorée la plus franche. La paralysie hystérique est rarement généralisée ; elle se localise d'habitude à un membre et se double d'une anesthésie correspondante en gigot, en manche de veste, etc. Elle s'accompagne fréquemment de contracture, mais, même dans ces cas, le signe de Babinski reste immobile ou en flexion, caractère qui, à lui seul, indique la nature dynamique des accidents. Comme toutes les manifestations de l'hystérie, la paralysie est capable de se transformer, ou de guérir subitement, d'une façon « miraculeuse » (Périsson).

L'*abasie* a été décrite surtout par Charcot. Elle s'observe surtout dans le jeune âge, à la suite de secousses psychiques, d'infection ou d'intoxication et se complique fréquemment de troubles de la sensibilité. du rétrécissement du champ visuel, etc. etc. Ce n'est qu'une manifestation de l'hystérie, et il sera généralement facile, même dans sa variété choréiforme, de la rattacher à cette névrose,

Dans le groupe des paralysies flasques, il faut réserver la première place aux *paralysies infectieuses* et *toxiques*. Dans les premières rentrent celles de la scarlatine, de la grippe, de la rougeole, de la coqueluche, des oreillons, de la fièvre typhoïde, et surtout du rhumatisme et de la diphtérie.

Les *paralysies rhumatismales* doivent définitivement être différenciées des paralysies choréiques dont elles se distinguent par la briéveté de l'évolution : « C'est un feu » de paille qui s'allume et, n'étaient les cardiopathies » s'éteint sans laisser de ruines ».

Comme les paralysies choréiques, les paralysies diphtériques débutent insidieusement, s'étendent aux quatre membres, restent constamment flasques. Mais, dans celles-là les troubles sensitifs sont l'exception ; dans celles-ci, ils sont presque toujours très accusés et se compliquent souvent d'ataxie, d'où le nom de pseudo-tabes diphtérique qu'on leur a souvent donné. Les antécédents d'angine, le début de la paralysie généralisée par une paralysie du voile, l'atteinte des muscles des yeux plaident encore en faveur de la diphtérie.

Des paralysies toxiques, les plus importantes sont celles qui prennent leur origine dans l'administration d'un médicament prescrit contre la chorée. Ollive, dans sa thèse, rapporte un cas de Robin, où l'administration prolongée de bromure chez un choréique fut suivie de paralysie. Plus fréquents encore sont les cas de *paralysie arsenicale*. On sait que, outre la chorée, on prescrit souvent de fortes doses de liqueur de Boudin : 25 gr. 30 gr, et plus (Comby), on sait aussi que, pour éviter des

accidents d'intoxication souvent très graves, tous les
auteurs recommandent de débuter par des doses très faibles ; de 6 à 8 gr. pour enfants de 8 à 10 ans, de mélan-
ger la liqueur de Boudin au lait ; répartir également le
médicament sur les différentes heures de la journée, et
surveiller attentivement l'apparition des phénomènes
d'intolérance : sécheresse du gosier, diarrhée, coliques,
vomissements. Malgré tout, il arrive encore assez souvent que l'administration de la liqueur de Boudin (ou de
tout autre composé arsenical) détermine chez l'enfant
ainsi traité des phénomènes paralytiques localisés aux
membres inférieurs, et qu'il ne faudrait pas prendre pour
des paralysies choréiques. Il suffit d'ailleurs d'avoir cette
cause d'erreur présente à l'esprit pour l'éviter à coup sûr.

L'*urémie* donne lieu, comme l'on sait, à des accidents cérébraux plus ou moins graves. Décrites par
Baillet, les paralysies urémiques peuvent s'observer chez
les enfants ; elles seront reconnues par les antécédents
du malade : scarlatine, diphtérie, et par les symptômes
concomitants : albuminurie, oligurie ou hématuries, céphalées, troubles visuels, etc.

Signalons encore la *paralysie postepileptoïde transitoire*,
qui survient à la suite d'une attaque d'épilepsie, se localise au membre intéressé par les convulsions et guérit en
quelques heures, ou, au plus, en quelques jours.

M. Périsson réserve une place à l'*ataxie héréditaire* ou
maladie de Friedreich. Mais là, on note de l'ataxie dynamique et statique, du nystagmus, le pied présente un
aspect particulier, que décrit ainsi M. P. Marie (*Traité
Charcot-Bouchard*, t. VI, p. 438) : « le pied est plus court

» que chez les sujets sains, l'avant-pied est large, tout
» l'organe prend un aspect tarsé dans le sens antéro-pos-
» térieur ;... en outre, les orteils revêtent la forme en
» griffe... Ces déformations sont bilatérales et disparaissent en partie dans la station debout ».

Citons enfin, chez les tout petits enfants, la *paralysie
douloureuse de Chavaignac* qui se caractérise par son début
brusque, par les douleurs que causent les mouvements
volontaires du membre, par la guérison rapide.

Sous le nom de *myoclonies*, on tend aujourd'hui à ras-
sembler un certain nombre d'affections décrites sous le nom
de *paramyoclonus multiplex*, (Friedreich), de *chorée électrique*, (Hénoch-Bergeron), de *chorée fibrillaire* (Morvan).
Ces différentes affections, qu'a récemment bien étudiées
le professeur Raymond, se caractérisent toutes par des
contractions choréiques brusques involontaires, mais
systématisées : se répétant sans rythme à des interval-
les variés, elles ne pourront être confondues avec la chorée à forme paralytique que dans les cas, qui d'ailleurs
ne sont pas exceptionnels, où elles viennent compliquer
une affection chronique du système nerveux.

Il est souvent délicat de dire si l'on se trouve en présence d'une *chorée symptomatique* ou d'une chorée vraie.
Celle-là commence généralement par un ictus, se manifeste par une hémiplégie du type cérébral, s'accompagne
souvent de troubles intellectuels, persiste indéfiniment.
Celle-ci débute autrement reste rarement unilatérale d'un
bout à l'autre de sa révolution, se complique de rhumatisme articulaire ou viscéral, parfois malgré ces signes
différentiels, le diagnostic peut être difficile, comme le

montraient l'observation de Charcot que nous avons déjà
citée et celle de Janeway.

OBSERVATION LXI

(Janeway).

Messieurs, notre première malade est une petite fille
de neuf ans, dont, d'après mes renseignements, les antécédents de famille sont bons. Il y a trois ans elle eut une
attaque de convulsion qui ne paraît pas avoir été suivie
de fièvre éruptive, comme une scarlatine ou une rougeole.
Il est important que nous remontions aux causes de cette
convulsion s'il est possible, et en faisant quelques re-
cherches plus précises je trouve qu'elle doit être probablement attribuée à une des deux causes suivantes : l'irritation produite par un aliment indigeste ou bien un
refroidissement. La mère me raconte que, avant l'attaque,
l'enfant a mangé une grande quantité de pois verts, au
point qu'avant l'apparition de la convulsion elle eut des
vomissements.

Quand nous poursuivons nos investigations nous éta-
blissons que tout le côté droit de l'enfant fut paralysé,
mais la face ne parut pas participer à la paralysie. Depuis
plus de deux mois elle a recouvré l'usage de ses membres,
et vous voyez qu'actuellement l'enfant est en parfaite
santé, mais si on lui enjoint de saisir un objet, on voit la
main droite animée des mouvements si caractéristiques
de la chorée ; cependant il n'y a pas de rigidité musculaire comme on l'observe si souvent.

En somme, nous avons affaire à une chorée paralytique, et il est probable qu'elle est sous la dépendance d'une
lésion cérébrale laissée par l'attaque convulsive que j'ai
précédemment décrite. Un tel cas n'est guère suscepti-
ble de guérison et nous nous bornerons à conseiller à la
mère l'emploi de l'électricité et de la strychnine.

Ces quelques considérations montrent que le diagnostic des chorées paralytiques est loin d'être toujours facile : « Si les paralysies surviennent dans le cours ou
» à la fin de la maladie, il n'offre pas de difficulté. Par
» contre, si la paralysie arrive avant les mouvements
» incoordonnés, l'hésitation est possible... La paralysie
» de la chorée se développe lentement ; si elle se géné-
» ralise, ce n'est pas d'emblée ; il n'y a jamais d'éléva-
» tion thermique, la contractilité électrique semble sou-
» vent conservée, de plus, si on ne constate d'abord que
» les phénomènes paralytiques, un examen attentif et
» répété ne tarde pas à faire reconnaître de légers
» mouvements choréiques ; enfin on n'observe généra-
» lement pas d'atrophie consécutive ». C'est sur ces judicieuses réflexions d'Ollivier qu'on se fondera pour établir un diagnostic dans les cas douteux.

PRONOSTIC

Il est très important de savoir que, dans l'immense majorité des cas, le pronostic est très favorable. Le pronostic *quoad vitam* est bon, puisque, sur notre soixantaine d'observations, nous n'avons qu'un cas de mort, dû d'ailleurs, aux lésions cardiaques concomitantes ; le pronostic fonctionnel est également très bon, puisque dans la majorité des cas, la paralysie a fini par disparaître complètement. Deux petites réserves cependant : d'abord la paralysie peut se compliquer d'amyotrophie (Raymond, Eichhorst, Rondot) ; puis elle peut durer des mois et des mois. Malgré ces restrictions, le pronostic général est tout à fait favorable. Aussi, en présence d'un cas de chorée paralytique, vous pourrez rassurer la famille, lui affirmer que l'issue sera heureuse malgré la gravité apparente des symptômes ». (Ollivier)

ANATOMIE PATHOLOGIQUE. PATHOGÉNIE

Nous ne savons rien sur la nature intime des paralysies choréiques. Sont-elles dues à la névrose, choréique, doivent-elles être rattachées au rhumatisme ou à telle autre cause générale ? La question est difficile à résoudre, en raison de la rareté des autopsies ; « pour mon » compte, écrit Ollivier, je préfère finir avec Montaigne

» par une interrogation et terminer l'étiologie des para-
» lysies de la chorée par le classique *que scay-je* ? »

Théoriquement les troubles paralytiques de la chorée peuvent être rattachés à l'une des grandes causes suivantes :

Causes d'ordre central,

Causes d'ordre névritique,

Causes d'ordre musculaire.

L'origine musculaire des paralysies est assez peu vraisemblable. Lorsque les muscles sont atteints pour leur compte, comme dans cette étrange affection que l'on appelle la *dermato-myosite aiguë*, ils sont le siège de phénomènes douloureux qui manquent totalement dans la chorée molle. D'autre part, comment, avec l'hypothèse des troubles musculaires, expliquer les modifications des réactions électriques ? Comment expliquer la localisation mono hémi ou paraplégique de la paralysie ? L'hypothèse des lésions musculaires primitives nous paraît donc acceptable.

Quant à la théorie névritique, elle est déjà plus sérieuse. Elle rend bien compte des troubles paralytiques, de leur flaccidité, des modifications des réactions électriques, mais elle se concilie mal avec l'absence presque constante de troubles sensitifs. Bien qu'il y ait des polynévrites presque exclusivement motrices, il est rare, même dans ces formes, que les muscles et les nerfs ne soient pas douloureux à la pression, qu'il n'y ait pas de signe de Lasègue, etc., etc. Cette deuxième hypothèse soulève donc, elle aussi, de sérieuses objections.

Ces lésions centrales capables de déterminer des phéno-

mènes paralytiques peuvent être cérébrales ou médullaires.
Cérébrales, elles frappent le faisceau pyramidal dans son
origine ou dans son trajet, mais elles affectent alors ce
type particulier très différent de celui des chorées paralytiques. Précédées d'ictus, les phénomènes paralytiques
affectent presque toujours la forme hémiplégique; ils s'accompagnent rapidement d'exagération des réflexes, et,
quelquefois, d'hémichorée ou d'hémiathétose. Il n'y a aucun
rapprochement à établir entre ces chorées symptomatiques et la chorée vraie.

Nous avons vu que M. Londe tendait à rattacher les
parésies de la chorée à un trouble cérébelleux. Nous nous
contenterons de signaler cette intéressante hypothèse
qu'il est actuellement difficile de juger.

L'hypothèse de lésions médullaires, ou médullo-bulbo-
protubérantielles, localisées aux grandes cellules radiculaires expliqueront à merveille la dissémination de la paralysie, l'abolition des réflexes tendineux, l'absence de
troubles sensitifs. Elle a déjà été formulée par le Professeur Raymond pour les atrophies choréiques, mais de
quelle nature sont ces lésions? Elles sont assurément
bien légères (1), puisque, le plus souvent, les symptômes
qu'elles provoquent finissent par disparaître complètement. Ne seraient-elles pas analogues, comme le pense
Ferranini, à celles de la paralysie bulbaire asthénique?
Qu'est-ce donc que cette dernière affection?

D'après Goldflan (2) la paralysie bulbaire esthénique

<hr>

(1) Pour Massalongo, la chorée molle est due à l'action qu'exercent sur
les cellules nerveuses les toxines du bacille tuberculeux.
(2) Cité par Raymond, *Clinique de la Salpétrière*, 4ᵉ série, p. 163.

est essentiellement une affection du système moteur, surtout fréquent chez les jeunes gens, se développant sans cause appréciable, elle débute, dans la majorité des cas, par des troubles de l'innervation encéphalique : ptôsis, paralysie de la IVe ou de la VIe paires, troubles de la mastication, de la déglutition, de l'articulation des mots, exceptionnellement par une parésie des membres supérieurs, qui gagne ultérieurement les membres inférieurs, et, finalement, les nerfs moteurs crânio-bulbaires. L'affection suit toujours une marche symétrique ; elle met habituellement quelques semaines voire plusieurs mois à atteindre son apogée.

Les troubles moteurs peuvent frapper n'importe lequel des nerfs crâniens ; aux membres, ils sont plus accusés à la racine qu'à l'extrémité. Augmentant rapidement sous l'influence de l'exercice musculaire, les paralysies sont d'incessantes fluctuations s'aggravant aujourd'hui pour s'améliorer demain. paraissant se ralentir dans son évolution pendant quelques semaines pour s'aggraver ensuite. Ces fluctuations s'observent à toutes les phases de l'affection notamment à la période où l'amélioration commence à se deviner. Les muscles parésiés échappent généralement à l'atrophie ; ils ne présentent pas de contractions fibrillaires. Les réactions électriques ne sont pas modifiées. Les réflexes tendineux peuvent être exagérés, normaux ou affaiblis. Les réflexes cutanés sont habituellement normaux.

« A la période d'état, le tableau clinique est en quel
» que sorte dominé par les troubles de la mastication et
» de la déglutition, et par les troubles respiratoires. Des

» accès plus ou moins violents de dyspnée éclatent à la
» suite du moindre effort musculaire, à l'occasion d'un
» repas, d'une conversation. Quand l'affection a une issue
» fatale, les malades sont ordinairement emportés par un
» accès de ce genre » (Raymond). La guérison a d'ailleurs été signalée dans un certain nombre de cas.

Contrairement à son nom, l'asthénie bulbaire ou (syn-
drôme d'Erb) est une asthénie bulbo-spinale. Elle se
caractérise encore par une réaction particulière qui se
produit du côté des muscles, sous l'influence des excitations faradiques : « Au fur et à mesure de la répetition
» de ces excitations, dit encore le professeur Raymond,
» la contracture du muscle excité perd à la fois de sa
» durée et de son intensité ; à un moment donné, chaque
» nouvelle excitation ne provoque plus qu'une contraction
» de courte durée comparable à celle qui se produit à
» l'ouverture ou à la fermeture d'un courant continu ;
» pendant le reste de la durée de l'excitation faradique,
» le muscle se maintient dans un état de relàchement ».
C'est là la *réaction myasthénique* de Jolly. Quant à la
nature de l'asthénie bulbaire, elle est encore inconnue.
Il est probable qu'il s'agit d'une affection purement dynamique, fonctionnelle des centres nerveux et particulièrement, des grandes cellules des cornes antérieures, du
bulbe et de la protubérance.

Il est incontestable qu'il existe une certaine parenté
entre la chorée molle et la paralysie asthénique. Dans
les deux cas, il s'agit de troubles asthéniques généralisés à la plupart des muscles volontaires, dans les
deux cas, ces troubles constituent à eux seuls toute la

symptomatologie de l'affection. Ferranini observe bien que la paralysie asthénique diffère de la chorée molle par la terminaison, ici favorable, là, presque toujours mortelle. Cette distinction est peut-être un peu subtile, et l'on connaît aujourd'hui un nombre assez considérable de paralysies bulbaires terminées par la guérison. L'idée de l'auteur italien nous paraît donc contenir une certaine part de vérité, et il y aura lieu, à l'avenir, d'étudier plus attentivement encore la chorée molle et de rechercher systématiquement dans tous les cas, la réaction myasthénique de Jolly.

TRAITEMENT

S'il est vrai que la chorée molle guérit spontanément
au bout d'un temps plus ou moins long, est-il bien né-
cessaire d'abréger sa durée en lui opposant une théra-
peutique active ?

Nombre d'auteurs estiment que les anti-spasmodiques :
bromure de potassium, arsenic, chloral, sont absolument
contre-indiqués dans la chorée paralytique. A. Robin
(cité par Ollive) a vu une paralysie complète survenue
à la suite de l'administration prolongée de bromure,
Ollivier redoute le chloral, qu'il a vu produire à la longue
une parésie des membres inférieurs, d'autres auteurs
proscrivent absolument l'arsenic.

Cette opinion contient certainement un peu de vérité.
Il est inutile, toutefois, d'en exagérer la valeur. Ollive
conseille le traitement arsenical, comme étant le plus
propre à guérir la chorée molle, Albarel cite une observation de chorée paralytique guérie par l'acide arsénieux.
On pourra donc avoir recours aux anti-spasmodiques
habituellement employés dans la chorée vulgaire à con-
dition d'en surveiller attentivement les effets.

Quant au traitement tonique, il comprendra les diverses médications classiques : quinquina, caféine, seigle
ergoté, et surtout noix vomique. Les injections sous-cu-

tanées de sulfate de strychnine, les pilules de noix vomique excitent la tonicité affaiblie des grandes cellules radiculaires et hâtent les progrès de la guérison.

L'électricité (faradique ou galvanique) a été recommandée par différents auteurs. Elle a donné de bons résultats à Ollivier.

En somme, dans la chorée molle, il est bon d'administrer prudemment les antispasmodiques ; quant aux toniques et à l'électricité, ils trouveront leurs indications dans les cas graves, c'est-à-dire dans ceux où la paralysie est très étendue, très accusée et menace de durer longtemps.

CONCLUSIONS

1° Il y a lieu d'établir encore plus nettement que ne le font les classiques une distinction fondamentale entre la chorée molle et les paralysies de la chorée. La première se caractérise par l'intensité et la généralisation des troubles paralytiques, que ces troubles surviennent d'ailleurs avant, pendant ou après la chorée ; elle est constituée par un élément accessoire : les mouvements choréiques.

Les secondes ne sont qu'un épisode au cours de la chorée ; elles représentent l'élément accessoire de la maladie dont les mouvements choréiques constituent l'élément essentiel.

2° Les caractères communs à la chorée molle et aux paralysies de la chorée sont : la flaccidité de la paralysie, l'absence des troubles sensitifs, l'évolution habituelle vers la guérison.

3° Dans la chorée molle, les troubles paralytiques surviennent insidieusement, se généralisent aux quatre membres, aux muscles du cou et du larynx, ils régressent lentement.

4° Les paralysies de la chorée peuvent survenir avant, pendant ou après la chorée ; elles affectent suivant les cas les types : mono-hémi ou paraplégique.

5° La chorée molle est probablement liée à des troubles dynamiques des grandes cellules motrices de la protubérance du bulbe et de la moëlle ; elle doit être rapprochée au double point de vue clinique et pathogénique de la paralysie bulbaire asthénique (Ferrarini).

INDEX BIBLIOGRAPHIQUE

Albarel. — Chorée vraie avec paralysie guérie par l'acide arsénieux *Journal de clinique et de thérap. int.* 14 oct. 1897.

Clifford-Albutt.— Cases of chorea, *London med. Times and Gazette,* 1878, vol. L. p. 505.

Ashby. — Chorée sévère avec paralysies. *Med. Chronol.* mai 1890.

Axenfeld et Huchard. — *Traité des Névroses.*

Babonneix et Vitry. — *Société de Pédiâtrie.* Février 1904.

Bouchard. — *Revue des Maladies de l'Enfance,* Décembre 1888, et janvier 1889.

Bouchut. — Chorée Monoplégique guérie par suggestion. *Clinique des Enfants-Malades,* Paris 1884.

Bouteille. — *Traité de la Chorée,* Paris 1810.

Cadet de Gassicourt — Chorée paralytique. *Jour. de Médecine de Paris,* 1888, et *Traité de clinique des Maladies de l'Enfance.* T. II.

Charcot. — *Leçons du Mardi,* 1887, 88 et 89.

Chepwolnikoff. — Chorée Molle, *Vretch,* 1899, p. 118.

Daucher. — *In Th. d'Ollive.*

Eichteri. — Atrophies musculaires dans la chorée. *Handbuch des sperielles Pathologie und Therapie,* 3e volume 1887, p. 477.

Escherich. — Troubles des Nerfs trophiques dans la chorée. *Mildélhen am der Méd. Clin. in Wurtzburg,* tome II, 1886.

D'Espine et Picot. — Chorée, *Traité des Maladies de l'enfance.*

Fauvel. — Deux cas de chorée molle, in *Revue Neurol.* 1899, page 546.

Ferranini. — Chorée molle, épilepsie choréique et myasthénie pseudo-paralytique. *Riforma Médica,* 1er juillet 1903, p. 703.

Filatow. — *Citée par Gumpert.*

Gaucher. — In *Th. d'Ollive.*

Gowers. — Chorée paralytique, *Brid. Méd. J.* 1881.

Gumpert. — Un cas de chorée paralytique, *Bul. Kl. Woch,* 3 août 1896.

Hadden. — Observations cliniques sur la chorée. *St-Thomas. hosp. Rep.* XIV, p. 133, 1886.

Huber. — Monoplégie brachiale au cours de la chorée, *Arch. of Pédiatries,* avril 1903.

Hughes — On a new case of. Chorea. *Liouville med. Gaz.* 1891.

Huet. — Chorée *Manuel de Méd*. t. iv. page 427.

Jareway. — Chorée paralytique. *Philad. med. Times*, 10 mai 1879.

Jally. — Paralysie du péronier consécutive à une chorée, *Charité-Annales*, t. xxv, 1900.

Lannois. — Nosographie des chorées, *Th. Agrég*. Paris 1896.

Leidey. — Chorée avec paralysie partielle consécutive à une rhinite. *Americ. Med.* 26 octobre 1901.

Londe. — Parésies de la chorée et du goitre exophtalmique. *Soc Med. des Hosp.* 19 octobre 1899.

Massalongo. — Contribution à la pathogénie de la chorée molle. *Revue Neural.* 15 oct. 1893, p. 346.

Mitdell. — Chorée postparalytique, *Améric. Journ. of. méd. Sc.* 1874.

Ollive. — Paralysie chez les choréiques. *Th. Paris*, 1883.

Ollivier. — *Leçons cliniques*, p. 127. Paris 1889.

Périsson. — Paralysies et Amyotrophies dans la chorée. *Th. de Bordeaux*, 1891.

Porte. — Un cas de chorée paralytique, *Dauphin Médical*, mars 1898.

Raviard et Caudron. — Monoplégie brachiale dans la chorée. *Echo Méd. du Nord*, 5 oct. 1902.

Raymond. — Danse de St-Guy. D. Dechambre.

—   Chorée molle avec atrophie musculaire, *Soc. Méd. des Hop*. 1890.

Rep. of hosp. pract. — Quelques cas de chorée ; trois suivis de paralysie des membres, *Méd. Times and Gazette*, 1878.

Rockwell. — Un cas de chorée rhumatismale, précédée de phénomènes paralytiques, chez un enfant de huit ans, *N. York méd. journ.* août 1882.

Roudat. — Des amyotrophies dans la paralysie de la chorée, *Gaz. hebd. des Soc. Méd. de Bordeaux*, 1890.

—   Paralysie de la chorée, *Gaz. hebd. des Soc. méd. de Bordeaux*, 1889.

Simon. — Contribution à l'étude de la chorée molle. *Revue méd. de l'Est*, 15 déc. 1890. n° 24, p. 743.

Soutworth. — Chorée paralytice. *Detroit Lancet*, 1879-1880.

Souza-Leite et Charbulier. — Paraplégie choréique. *Progrès médical*, 11 mai 1889

Todd. — *Clinical lectures on paralysie*, London 1856. p. 312.

Trousseau. — Chorée : *Clinique de l'Hôtel-Dieu*.

West. — *Leçons cliniques sur les maladies des enfants*.

Wilks. — *Lectures on diseases of the nervous systèm*. p. 203.

Angoulême.— Imp. L. COQUEMARD et Cie